거친곡물이 내 몸을 살린다

KOKUMOTSU WO MOTTO TANOSHIMOU
by Hiroko Hayashi

Copyright © 1998 by Hiroko Hayashi. All rights reserved.
First published in 1998 in Japan by Shobun-Sha
Korean translation rights arranged with Shobun-Sha
through Japan Foreign-Rights Centre/ Shinwon Agency Co.

이 책의 한국어판 저작권은 Shinwon Agency를 통한 Shobun-Sha와의 독점 계약으로
한국어 판권을 '(주)살림출판사'가 소유합니다. 신저작권법에 의해 한국 내에서
보호를 받는 저작물이므로 무단전재와 무단복제를 금합니다.

거친곡물이 내 몸을 살린다

하야시 히로코 지음 | 김정환 옮김

살림Life

머리말

요즘 이탈리아 요리나 남프랑스 요리 같은 지중해 연안의 요리가 큰 인기를 끌고 있다. ✽ 이 요리들은 맛있을 뿐만 아니라 자연의 정기도 담고 있어 몸에도 좋다. ✽ 언뜻 화려하게만 보이는 이 요리들의 토대는 바로 '곡물'이다. ✽ 지극히 평범하고 수수한 곡물을 기본적인 재료로 삼아 정성껏 요리한 결과 맛과 화려함이 탄생했다. ✽ 그리고 동시에 건강과 아름다움도 태어났다. 곡물은 풍부한 채소, 과일, 어패류를 활용하는 데 바탕이 되는 꼭 필요한 음식이다. ✽ 보리, 콩, 메밀, 옥수수, 쌀 같은 다양한 곡물이 식사의 토대가 되었기 때문에 주 요리도 있는 것이다. ✽ 곡물이 없었다면 요리의 맛도 화려함도 건강도 없었을 것이다. ✽ 지금 큰 인기를 끌고 있는 고급 지중해 요리에만 해당되는 것이 아니다. ✽ 인도, 아프리카, 남아메리카, 아시아 등 문명 발상지의 요리는 모두

🌾 거친 곡물이 내 몸을 살린다

마찬가지다. ✽ 이들 지역의 기본적인 식문화는 그 땅에서 난 곡물을 조리한 전통 요리였다. 곡물은 동서양을 불문하고 맛과 건강의 토대가 되었다. ✽ 화려한 주 요리에 눈과 마음을 뺏기기 쉽지만 맛있는 것을 찾다 보면 반드시 곡물이라는 재료와 만난다. ✽ 담백하고 투박한 맛의 곡물이 맛있게 느껴지는 이유는 무엇일까? ✽ 그 답은 사람의 몸이 제일 잘 알고 있다. ✽ 몸이 곡물을 원하는 것이다. ✽ 인류와 곡물의 역사는 같은 시기에 시작되었다고 한다. ✽ 지구는 언제나 먹는 존재와 먹히는 존재를 동시에 탄생시켰다. ✽ 인류는 자생하는 곡물을 먹는 법을 익혔고 재배법을 학습했다. 곡물은 지구가 인류에게 준 선물이다. ✽ 어머니 대지가 준 선물을 몸이 좋아하지 않을 이유는 없다. ✽ 요즘엔 주위에 먹을 것이 너무 많아 진정한 맛과 맛있는 음식을 찾아내는 일이 오히려 힘들어졌다. ✽ 몸이 기뻐하도록 곡물과 좀 더 친숙해지자. ✽ 어머니 대지도 여러분에게 환한 웃음을 보낼 것이다.

목차 *

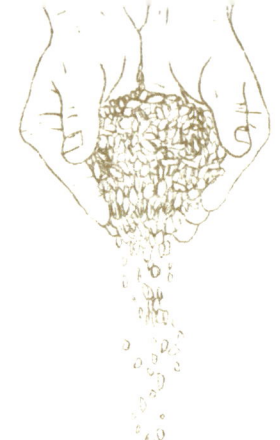

머리말 _ 4

01. 왜 곡물인가? · 곡물의 수수하고 알찬 단맛을 느껴보자 _ 12 | 제철 음식이 내 몸을 살린다 _ 15 | 겨울철 건강은 은행으로 지켜라 _ 23 | 잡곡밥은 식생활 전체에 변화를 가져온다 _ 26 | 집에서 만드는 조미료로 풍요로운 식탁을 차리자 _ 32 | 여름철 건강은 수수로 지켜라 _ 41 | 검은 빵, 호밀의 소박한 질감을 즐겨보자 _ 45 | 농민들의 구제식, 메밀의 다양한 요리법을 즐겨보자 _ 49 | 우리 집의 고유 간식, 모모타로의 기장 경단 _ 53 | 야생 효모로 빵을 만들자 _ 59 | 밀가루를 이용한 남은 재료 활용하기 _ 70

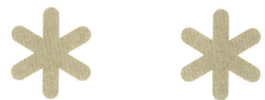

02. 계절에 맞는 식탁을 차리자 · 제철 음식으로 건강을 되찾자 _76 | 봄 식탁으로 간을 보호하자 _81 | 여름 식탁으로 몸의 열기와 수분을 조절하자 _87 | 환절기 식탁으로 비장을 보호하자 _91 | 가을 식탁으로 폐를 보호하자 _95 | 겨울 식탁으로 신장을 보호하자 _100

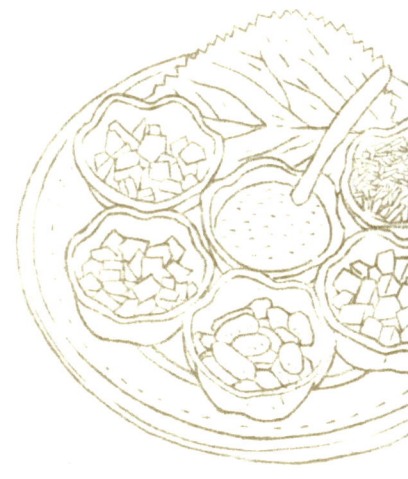

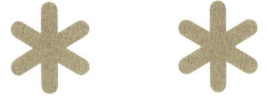

03. 몸에 좋은 곡물 어떻게 먹을까? · 곡물은 어느 정도 먹어야 할까? _108 | 잡곡이 내 몸을 살린다 _113 | 비장과 위의 기능을 돕는 기장 _117 | 신장의 활동을 돕는 조 _120 | 단백질과 지방이 풍부한 피 _124 | 몸의 열기를 제거하는 수수 _128 | 사계절의 기를 갖춘 밀 _130 | 당뇨병에 효과적인 보리 _134 | 속이 든든하고 맛있는 호밀 _138 | 피부 관련 질환에 좋은 율무 _141 | 다양한 요리에 응용할 수 있는 옥수수 _144 | 귀중한 단백질 공급원 콩 _147 | 동양의 콩, 팥 _150 | 기력을 보강해주는 메밀 _152 | 미네랄이 풍부한 아마란스 _155

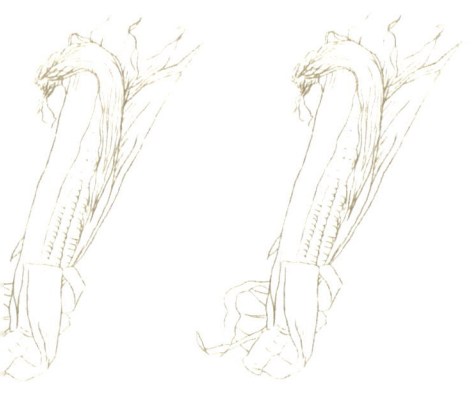

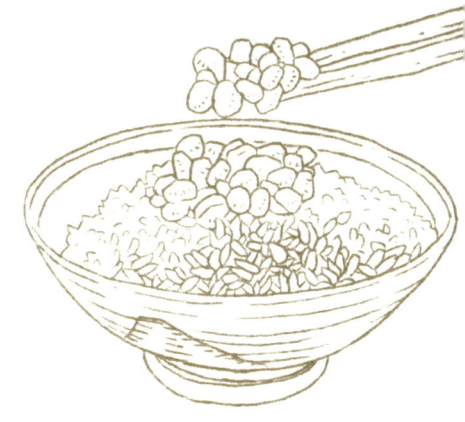

04. 곡물과 맛있는 밥상으로 친해지자 · 잡곡과 친해지기 _ 160 |
집에서 간편하게 할 수 있는 곡물 요리 _ 168 · 유채꽃 초밥 · 파에야 ·
콩밥 · 흰살 생선 튀김 · 맛밥 · 따뜻한 죽 · 숲의 향기가 느껴지는 크림 요리 · 주먹밥
튀김 달걀국 · 초밥식 과일 샐러드 · 감자 경단 · 아마란스빵 · 돼지고기와 서양 호박의
과일 소스 무침 · 메밀 만주 · 부야베스 · 타코스

　　　　　　　　　　　　　　　　　　　　　　　맺음말 _ 188

01

왜 * 곡물인가?

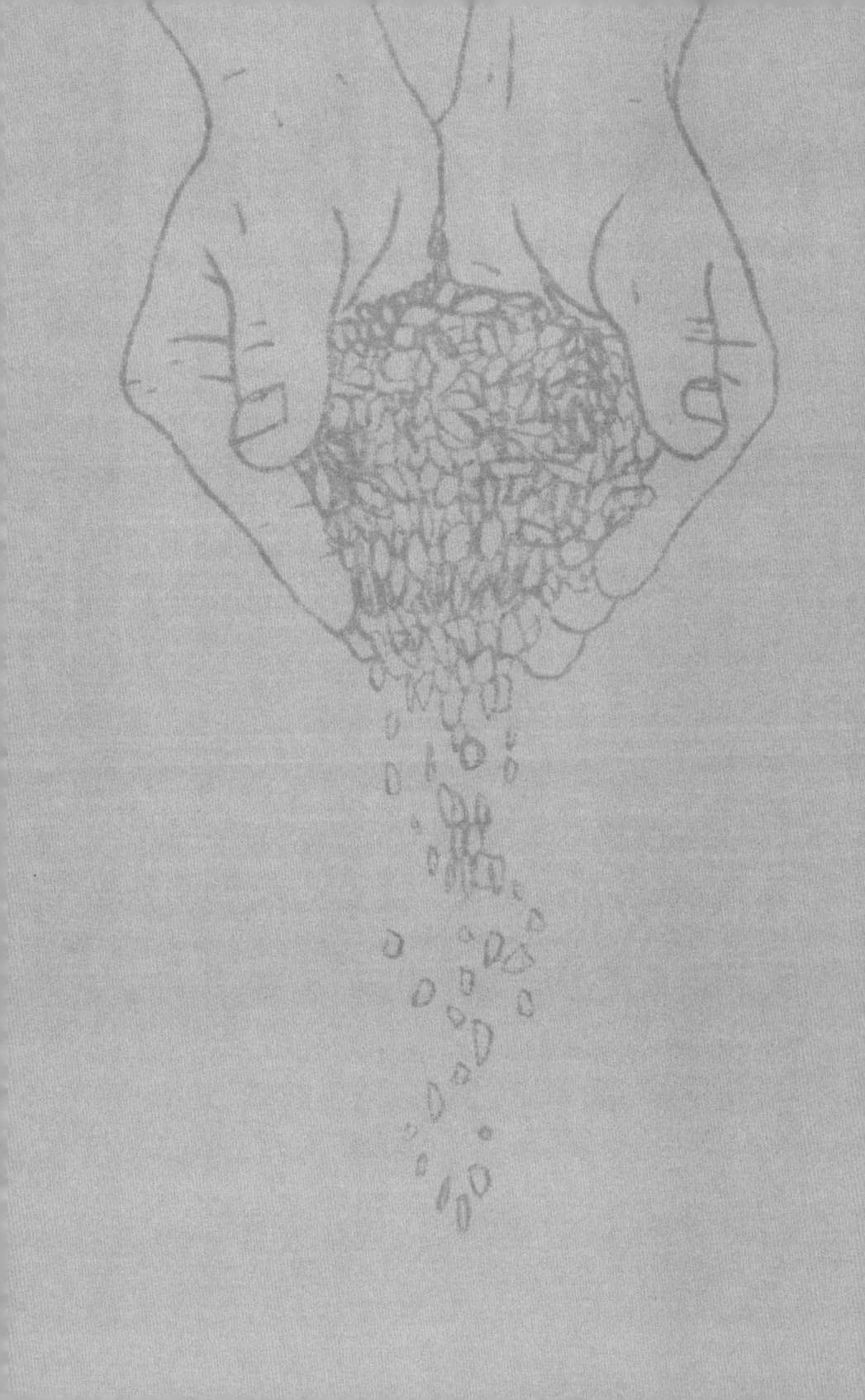

곡물의 수수하고
알찬 단맛을 느껴보자

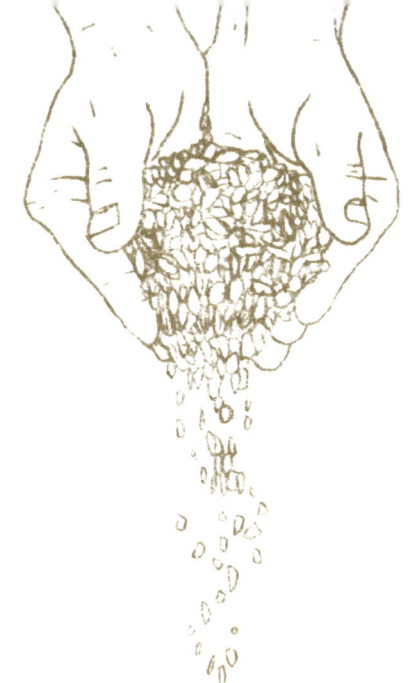

나는 제과점을 한다. 아니 정확하게는 제과점을 했었다. 다른 여러 가지를 만드는 일은 변함없이 하고 있지만 현재 과자를 파는 경제 활동은 휴업 중이다. 내겐 제과점을 운영하는 사람에겐 치명적이라 할 수 있는 결점이 있다. 단 것이 너무 싫은 것이다. 이건 나도 정말 어쩔 수 없다. 게다가 '케이크와 쿠키'를 파는 제과점을 운영하는 주제에 전통 차와 함께 먹는 전통 과자 만들기에 매력을 느끼다가 급기야 사랑에 빠지고 말았다. 이것은 결점까지는 아니라 해도 아주 큰 딜레마임에는 분명했다.

내가 처음 먹을거리 만드는 일에 종사하게 된 것은 보디콘셔스에 빠졌기 때문이다. 한때 유행한 보디콘셔스 Body Conscious (몸매의 선을 의식한 패션. 허리를 졸라매거나 둥그스름한 엉덩이와 가슴 등 여성의 몸매를 강조한 실루엣_옮긴이) 줄여서 '보디콘'이라는 말은 육체를 의식해 옷을 어떻게 입을지 고민하는 것이 아니라 자기 몸의 내면의 목소리를 듣는 것이다. 나는 사람의 몸에 관심이 많다. 세상에 인간의 몸만큼 흥미로운 것이 또 있을까? 사람의 몸이라는 그릇은 똑같은 것이 하나도 없다. 게다가 그릇의 내용물에 따라 모양도 달라진다. 내용물에 따라 행동도 사상도 다르니 정말 재미있다. 이런 생각 때문에 나는 스스로를 몸의 의미에 푹 빠진 육체파(?) 요리인으로 생각한다.

세상에는 자연식파派, 건강식파, 정식파 같은 취향이 있지만 개인적으로는 그런 것들이 건전하다는 생각이 들지 않고 오히려 의심스럽기까지 하다. 그래서 사람들이 내 요리를 보고 "자연식입니까?" 또는 "건강식인가요?"라고 물으면 단호하게 부정한다. 나는 적당히 '안' 건강한 것이 좋다. 순수하고 자연스러운 것은 사양한다. 하지만 그런 생각을 솔직하게 말할 수는 없으니까 "아니요, 육체파 요리입니다."라고 둘러댄다. 그리고 상대방이 각자 멋대로 해석하도록 놔둔다. 내가 음식을 만드는 이유는 살아 있는 생물이 무언가를 먹는다는 사실이 무척이나 신비스럽게 느껴지기 때문이다. 무엇을 어떻게 먹든 일단 먹은 음식은 육체로 승화한다. 시금치, 표고버섯, 청국장이 어째서 사람의 육체로 바뀌는 것일까? 또 하루 세 끼를 죽순만 먹어도 사람이 죽순으로 변하지 않는 이유는 무엇일까? 나는 이런 문제를 아주 진지하게 고민한다. 이것이 신비가 아니면 무엇이란 말인가?

이렇게 시작된 요리 인생에서 내가 흥미를 느낀 부분은 과자의 단맛도 화려함도 아니었다. 단단한 형태로 거듭나는 '곡물' 그 자체에 완전히 마음을 빼앗겼다. 곡물은 맛도 좋았지만 흥미롭기까지 했다. 영양분이 가득한 곡물에는 아직도 연구해야 할 거리가 무궁무진하게 있다. 과자 만들기를 좋아하는 사람 중에는 단맛을 좋아하는 사람이 많지만 나는 오직 곡물의 단맛이 좋다. 화려한 과자의 세계에서 곡물을 주재료로 만든 과자는 수수한 맛 때문에 인기가 별로 없다. 하지만 알차고 건전한 곡물의 맛은 모든 사람에게 충분히 사랑을 받을 수 있다고 생각한다. 사람의 몸은 주로 곡물에서 영양을 섭취하도록 만들어졌기 때문이다. 그러므로 설탕이나 버터의 배합에 신경을 쓰기보다 곡물 자체의 맛과 영양을 파악해 과자를 만들면 더욱 깊은 맛을 낼 수 있을 것이다.

제철 음식이
내 몸을 살린다

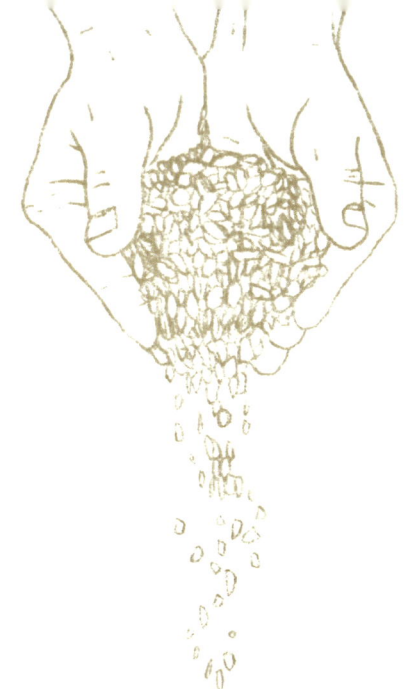

수 십 년 전부터 서양의 영양학이 보급되어 지금은 일본에서도 칼로리 calorie 와 미네랄 mineral 등의 분석 수치가 상식이 되었다. 체격은 점점 향상되고 평균 신장도 계속 커지고 있다. 거리를 걷다 보면 키가 180cm도 넘는 젊은이들이 자주 눈에 띈다. 겨우 158cm밖에 안 되는 나로서는 "뭘 먹고 그렇게 컸나요?"라고 묻고 싶을 정도다. 이렇듯 서양 영양학은 일본인의 체격을 좋게 만드는 데 크게 공헌했다. 성장이 멈춘 나는 대나무처럼 쑥쑥 자란 젊은이들을 부러운 시선으로 때로는 삐딱한 시선으로 바라보며 '이제 위로 더 클 필요는 없으니까 살이 찌는 음식을 많이 먹으렴.'이라고 생각하고 만다.

　몸의 외면은 옷을 멋지게 입어 자기표현을 하기 위해 존재한다. 몸의 내면은 오랫동안 건강을 유지하며 행복하게 살기 위해 존재한다. 이것이 내 생각이다. 열여덟, 열아홉까지의 성장기에는 어떤 패션이라도 소화할 수 있는 몸을 만들고자 노력해야 한다. 당연한 말이지만 겉모습은 보기 싫은 것보다는 보기 좋은 것이 훨씬 낫다. 그만큼 몸의 외면은 중요하다. "아무리 그래도 사람은 내면이 더 중요하다."라고 말하는 사람들을 보면 대개 내면도 별 볼 일 없는 경우가 많다.

　몸의 외면이 아름답게 성장한 다음에는 가능한 한 그 몸을 망가뜨리지 않고 유지하는 지혜가 필요하다. 그래서 이때부터는 몸의 내면을 튼실하게 하는 것이 중요하다. 칼로리나 영양 분석 수치에만 의지하지 말고 동양의 지혜에 귀를 기울여 보자. 이것은 몸과 마음을 튼튼하게 만드는 지혜로 고대 중국에서부터 지금까지 전해지는 '음식이 약'이라는 사고방식이다. 그럼 과연 무엇이 약이 되는 음식일까? 바로 그 토지에서 제철에 얻은 음식이다. 몸과 땅은 하나라는 신토불이 사상이 곧 동양의 지혜인 것이다. 식품 산업이 확대되고 유통업과 다양한 농업 기술이 발달함에 따라 오늘날에는 오히려 제철에 수확한 음식을 먹는 일이 힘들어졌고 제철이 언제인지도 모르는 음식 재료가 많아졌다.

　먹을거리의 '맛'에도 약효가 있다고 한다. 맛에는 신맛, 쓴맛, 단맛,

매운맛, 짠맛 다섯 가지가 있고 각각의 맛이 작용해 오장 伍臟 을 튼튼하게 한다. 그리고 각각의 맛이 내는 효용은 서로 보조하기도 하고 제어하기도 한다. 오장이란 간장, 심장, 비장, 폐장, 신장을 가리키며 각각의 관계와 하는 일에는 법칙이 있다. 또한 음식에는 식성 食性 이라고 해서 열성 熱性, 온성 溫性, 평성 平性, 양성 凉性, 한성 寒性 의 오성 伍性 이 있다. 열성과 온성은 몸을 따뜻하게 하고 양성과 한성은 몸을 차갑게 한다. 한기가 들어 탈이 났을 때는 몸을 따뜻하게 하는 음식을 먹고 온기나 열기로 몸에 이상이 생겼을 때는 몸을 차갑게 하는 음식을 먹어 '평성'을 유지한다. 몸을 차갑게 만드는 음식을 먹을 때 온성이나 열성 음식을 같이 먹으면 균형을 잡을 수 있다. 이렇게 말하면 무척 복잡하고 이해하기 어렵겠지만 조금도 어려운 개념이 아니다. 이런 성질은 모두 자연의 계절, 풍토, 전통 음식 속에 녹아들어 있어서 의식하든 의식하지 못하든 우리는 이미 자연스럽게 섭취하고 있다.

예를 들어 콩과 쌀은 평성이다. 식성의 균형이 잘 잡혀 있어 평소 식사로 적합하다. 밀과 메밀은 양성이므로 면 요리에는 온성인 파나 생강을 양념으로 넣고 빵은 버터나 고기 요리 등 열성 혹은 온성 음식을 함께 먹는 식으로 중화하여 평성을 유지한다. 제철 음식은 기후, 몸 상태, 마음 상태에 맞게 균형이 잘 잡혀 있으므로 하늘이 내린 '자연의 약'이라고 할 수 있다. 인위적으로 자연의 섭리를 거스르고 땅과 음식을 분리하는 행위는 미병未病 (병에 걸리지는 않았지만 건강하지도 않은 상태. 자각 증상은 없지만 검사 결과 이상이 있는 경우와 자각 증상은 있지만 검사 결과 이상이 없는 경우가 있다 _옮긴이)까지 치료하는 천연의 약인 음식의 본래 기능을 망치는 것이다. 자연의 산물과 조상 대대로 계승되어 온 전통 음식에는 동양의 뛰어난 지혜가 담겨 있다.

일본의 식문화와 전통 음식은 대부분 중국 대륙에서 건너왔다. 그러니까 일본 '음식'의 근본은 중국의 지혜인 것이다. 먹을거리에 대한 이야기에서 조금 벗어나지만 동양 의학의 '음양오행陰陽五行' 사상 역시 일본에 깊이 뿌리를 내렸다. 이것은 음식과 의학뿐만 아니라 우주관과 생명관 등 종교, 철학, 생활에 큰 영향을 미쳤고 'yin and yang陰陽 사상'으로 서양에까지 알려졌다. 만물이 음과 양의 상반된 성질을 지닌 기氣의 성쇠를 통해 성립한다는 이원二元설은 음식의 세계에도 적용된다. 음양의 균형을 잡는 식양법食養法은 동양 의학의 기본 논리이기도 하다. 우주를 지배하는 자연의 다섯 가지 힘, 즉 '나무木, 불火, 흙土, 쇠金, 물水'을 오행이라고 생각했고 흙을 그 중심의 기로 봤다. 오행은 오장과 오미伍味 와 함께 체계화되었다.

오계伍季, 오부伍腑, 오지伍志, 오악伍惡, 오주伍主 등 또한 오행을 바탕으로 체계화되었다. 이 체계에는 신체뿐만 아니라 기후 풍토와 감정도 포함된다. 우주, 자연, 생체, 감정, 음식 등 만물에 공통되는 근원을 파악하는 가운데 동양의 식양생食養生 의 지혜가 탄생했다. 음식은 바로 약이기도 한 것이다!

기본적으로 곡물은 사람의 기력을 높이는 데 도움을 준다. 식성을 살펴보면 찹쌀과 현미는 온성이고 백미, 기장, 옥수수, 대두, 검은콩, 팥, 누에콩, 완두콩 등은 평성이며 밀, 보리, 율무, 메밀 등은 양성이다. 사실 일반인들이 생약을 배합하는 전문적인 식사 요법을 실천하기란 현실적으로 어렵다. 그러므로 집에 있는 음식에서 재료의 효용을 최대한 이끌어 내야 한다. 평소에 먹는 재료를 이용해도 조합, 선택, 조리법을 조금만 궁리하면 약선藥膳 (한약재를 넣어 만든 음식. 병을 예방하고 치료를 돕기 위해 먹는다_옮긴이)에 가까운 효용 있는 요리를 만들 수 있다.

1년 365일 건강한 슈퍼맨이라면 몰라도 보통 사람이라면 이따금 어딘가 몸의 이상을 느끼기 마련이다. 현대인은 하루하루 고된 일과를 보낸다. 현대인에게 "무리하지 마라."라는 말보다 무리한 이야기는 없다. 무리를 할 수밖에 없으니 자연히 스트레스가 따른다. 인간으로 살아가는 것만으로도 충분히 피곤하다. 이때 스스로 조절할 수 있는 최소한의 노력이 바로 음식이다. 유기농 채소를 직접 키울 필요는 없다. 요리 실력이나 시간이 없더라도 마음만 있으면 충분히 바꿀 수 있다. 먹어야 할지 먹지 말아야 할지, 사야 할지 사지 말아야 할지, 무엇을 골라야 할지 판단하는 데는 많은 것이 필요 없다. 그저 지식과 의식만 있으면 된다.

무엇을 먹을 것인가는 어떻게 살아갈 것인가와 맞먹을 만큼 아주 중요한 문제다. 먹을거리를 중요하게 생각하는 것은 목숨을 중요하게 여기는 것이다. 몸을 튼튼히 만드는 것과 동시에 기력을 키워야 한다. 물질로 존재하는 육체와 함께 그 안에 깃든 우주와 같은 무언가를 키우는 것이 동양의 지혜다. 일본어에는 '기氣'라는 단어를 사용하는 단어가 많다. 그러나 영어에는 '기'와 동일한 뜻을 지닌 단어가 없다. 상황에 따라서는 알맞게 적용할 수 있는 말이 있지만 '기'라는 개념 자체는 없다. 그 개념은 동양의 가장 큰 재산이다.

중국의 식학食學을 간략하게 기술하면 다음과 같다.

신맛은 간에 효용이 있고 간은 눈과 근육과 신경을 관리한다. 근육과 점막을 수축시켜 설사 등의 발산 작용을 억제한다. 그러나 과다 섭취하면 비장에 해를 준다.

쓴맛은 심장에 효용이 있고 심장은 혈액과 정신 상태를 관리한다. 몸속의 습기를 없애 상기上氣, 염증, 출혈성 질환에 작용한다. 그러나 과다 섭취하면 간에 해를 준다.

단맛은 비장에 효용이 있고 비장은 살을 관리한다. 자양 강장과 보양 작용을 하고 긴장을 완화시키며 몸을 따뜻하게 한다. 그러나 과다 섭취하면 신장에 해를 준다.

매운맛은 폐에 효용이 있고 폐는 기관지계와 피부를 관리한다. 몸을 따뜻하게 하고 기혈의 순환을 원활하게 하며 땀과 기를 발산하는 작용을 한다. 그러나 과다 섭취하면 간에 해를 준다.

짠맛은 신장에 효용이 있고 신장은 뼈와 이와 머리카락을 관리한다. 딱딱한 것을 부드럽게 만들고 통증과 림프샘의 부기에 작용한다. 그러나 과다 섭취하면 심장에 해를 준다.

동양의 지혜가 말하는 간장, 심장, 비장, 폐장, 신장이라는 오장은 장기 자체를 가리키는 것이 아니라 그 장기가 담당하는 부분을 의미하는 더 넓은 개념이다. 신장이 나쁘다는 것은 신장이라는 장기가 나쁘다는 뜻이 아니라 신장이 관리하는 전반적인 부분이 약해졌다는 것을 말한다. 이처럼 동양의 지혜는 장기 하나를 다루는 것이 아니라 심신 전체, 생활환경 전반을 통해 양생을 촉진한다. 그리고 그 지혜에서 가장 중요하게 여기는 것이 토기土氣를 담당하는 '비장'이다. 비장은 인체의 노화에도 영향을 주며 생명의 근원과 깊은 관계가 있다. 이런 비장을 튼튼하게 하는 식품군이 바로 인류가 주식으로 삼아온 곡물류와 감자류다.

　　지금까지 고대 중국의 지혜를 인용해 곡물의 중요성을 설명했다. 인간의 식성은 이미 이 지혜 속에 모두 포함되어 있다.

오장·오미·오색 식품군의 구체적 사례

⊙ **목기**木氣 – **간장**肝臟 – **신맛** – **파란색**靑 〉 간을 튼튼하게 하는 것은 푸른 음식. 녹색 채소, 등 푸른 생선 | ⊙ **화기**火氣 – **심장**心臟 – **쓴맛** – **붉은색**赤 〉 심장을 튼튼하게 하는 것은 붉은 음식. 붉은색 채소, 팥, 동물 내장 | ⊙ **토기**土氣 – **비장**脾臟 – **단맛** – **노란색**黃 〉 비장을 튼튼하게 하는 것은 황색 음식. 곡물, 감자, 콩 | ⊙ **금기**金氣 – **폐장**肺臟 – **매운맛** – **흰색**白 〉 폐를 튼튼하게 하는 것은 흰색 음식. 옅은 색 채소, 과일 | ⊙ **수기**水氣 – **신장**腎臟 – **짠맛** – **검은색**黑 〉 신장을 튼튼하게 하는 것은 검은색 음식. 어패류, 해조류

겨울철 건강은
은행으로 지켜라

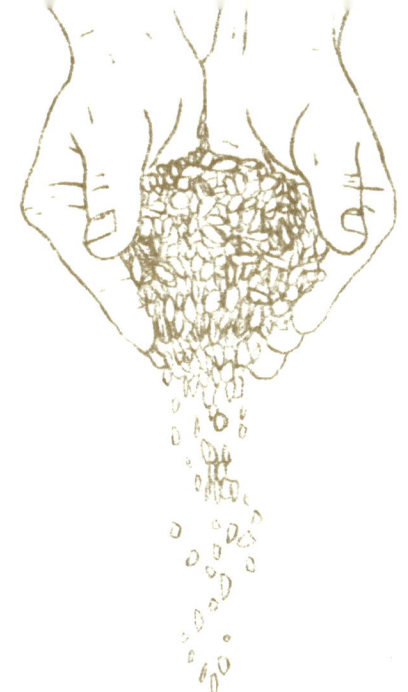

어느 해 겨울 기묘한 인연으로 알게 된 한 여성이 과자 상자 크기의 소포를 보내왔다. '이게 대체 뭘까?' 궁금해 하면서 상자를 여니 그 여성이 키운 여러 콩 종류와 친구가 재배했다는 고대 쌀, 겨를 벗기지 않은 통메밀, 직접 주워 모은 듯한 은행이 우리 모녀에게 딱 맞은 분량으로 들어 있었다. 알게 된 지 얼마 되지도 않았는데 내가 좋아하는 것을 어떻게 알았는지 신기해 하면서 고맙게 받았다. 나나 그 여성이나 글쟁이인지라 편지를 자주 주고받았는데 아마 그때의 일상 이야기에서 내가 무엇을 좋아하는지 짐작했으리라. "은행은 아직 다 마르지 않아서 냄새가 조금 날 거예요." 작물 종류마다 짧은 메시지가 붙어 있었다. 보낸 사람의 사는 모습이 눈에 선하게 떠오르는 그런 메시지였다.

　　　　나는 어렸을 때부터 은행나무가 좋았다. 베 같은 촉감의 황금색 부채꼴 이파리가 땅에 하나 둘 떨어지기 시작하면 의미도 없이 열심히 주워 모아 나만의 소유물로 삼았다. 은행나무에는 암나무와 수나무가 있다는 말을 듣고 야한 생각을 한 적도 있다. 또 은행나무는 은행을 주우면 옻을 탄다느니 너무 많이 먹으면 코피를 쏟는다느니 하는 금지 사항이 많은 나무이기도 하다.

　　　　겨울이면 부모님이 석탄 난로 위에서 은행을 살살 굴리며 구워 먹기 좋게 껍질을 벗겨 손바닥 위에 올려 주셨다. 한 알 또 한 알 입에 넣고 씹는 그 맛은 꼬맹이 간식치고는 조금 어른스러운 맛이었다. 받은 은행을 그새 다 먹고 "더 주세요."라며 계속 손을 내밀다 보면 한 열 개쯤 먹었을 때 "이제 안 돼."라는 말을 듣곤 했다. 그러면 항상 아쉬운 마음이 남은 채 포기해야 했다. 어머니는 은행을 한꺼번에 많이 먹으면 탈이 난다고 늘 말하셨다. 조금씩 먹으면 약이 되지만 많이 먹으면 독이 된다고 겁을 주면서 말이다. 나는 지금도 그 가르침을 잘 지키고 있다.

　　　　나는 깊은 가을의 맛을 지키려고 은행을 살짝 가공해 보관한다. 먼저 껍질을 벗기지 않은 은행을 프라이팬에 몇 분 정도 볶은 다음 껍질을 벗긴다. 긴 겨울밤에 작은 망치로 은행을 두들기는 일은 정말 즐겁다. 껍질을 다 벗기면 알맹이만 소쿠리에 옮겨 놓고 사나흘 정도 햇볕에 말린다. 햇볕에 바짝 마른 은행 열매는 비취색에서 토파즈색으로 변하며 딱딱해진다. 열매에 붙어 있는 얇은 껍질은 은행을 손바닥에 놓고 비빈 다음 후후 불면 간단하게 뗄 수 있다. 그런 후 열매를 유리병 등에 넣어 두면 오래 보관할 수 있다.

먹을 때는 먼저 프라이팬에 기름을 붓고 190℃ 정도로 뜨겁게 가열한다. 마른 은행 20~30알을 넣으면 흰빛을 띠며 부풀어 올라 싸라기눈 같은 모양이 된다. 건져 올려 기름을 뺀다. 이대로 먹어도 맛있지만 좀 더 맛있게 먹는 방법을 궁리해 보자. 잘게 부순 은행을 쿠키 반죽에 섞고 구우면 은행 쿠키가 된다. 열매를 부수지 않고 물엿으로 굳히면 은행 과자가 된다. 어른스러운 맛을 즐기고 싶으면 은행을 튀기면서 밀가루 한두 숟가락을 뿌려 넣는다. 밀가루가 골고루 붙었을 때 간장을 적당히 넣으면 은행이 간장 옷을 입는다. 그러면 술안주로도 좋고 차와 함께 먹어도 잘 어울리는 과자가 된다.

이렇게 은행이 생각지도 못한 간식으로 변하니 사람들은 보통 열이면 열 다 깜짝 놀란다. 한입 먹어 보고는 "어, 이거 은행이네?"라며 놀라는 모습을 보면 기분이 살짝 좋아진다. 해가 바뀐 뒤에도 겨울 내내 생각날 때마다 말린 은행 요리를 했는데 먹을 때마다 보내 준 사람의 마음이 느껴졌다. 마른 은행을 다 먹으니 어느덧 매화꽃이 피기 시작했다.

잡곡밥은
식생활 전체에
변화를 가져온다

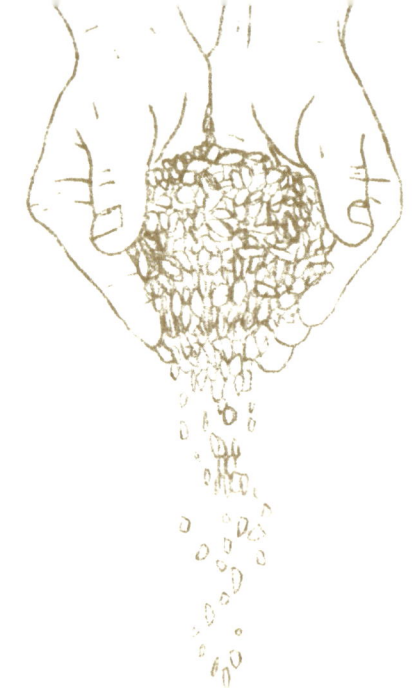

딸이 아직 초등학생이었을 때다. "엄마, 나 잡곡밥이 먹고 싶어요." 라고 갑자기 말했다. 순간 '응? 얘가 갑자기 왜 이러지?'라고 생각했는데 "나도 파랑이(우리 집에서 키우는 잉꼬다)가 먹는 밥 먹어 보고 싶어!"라며 점점 더 이해하기 힘든 말을 했다. 그래서 가만히 이야기를 들어 봤더니 알레르기가 있는 한 친구가 기장, 조, 피로 만든 밥을 먹는 모습을 보고 그게 맛있어 보여서 자기도 먹고 싶다는 것이었다. 알레르기 때문에 어쩔 수 없이 먹는 음식이 맛있어 보인다는 딸아이의 순진함에도 감탄했지만 그 친구의 '잡곡밥 자랑'은 더욱 감탄스러웠다. 자기가 먹은 맛있는 음식을 이야기하는 자리에서 그 아이가 "난 잡곡밥 먹는다!"라며 자랑했다고 한다. 그래서 아이들이 "잡곡밥이 뭐야?"라고 묻자 "잉꼬가 먹는 밥이랑 똑같은 거야."라고 대답했다는데 우리 딸이 그 말을 듣고 미지의 음식을 향한 강한 식욕이 발동한 모양이었다. 세상에 미식이니 진미니 하는 진귀한 음식도 많지만 아직 이름도 들은 적 없는 '잉꼬가 먹는 거랑 똑같은 밥'을 저도 한번 먹어 보고 싶었던 것이다.

사실을 알고 난 나는 터져 나오는 웃음을 애써 참으며 기장, 조, 피를 섞어 잡곡밥을 지었다. 마침내 딸아이의 지시대로 쌀과 보리는 넣지 않은 '파랑이가 먹는 거랑 똑같은 밥'이 완성되었다! 밥이 다 되기만 고대하던 딸은 얼른 한 숟가락을 퍼 입에 넣었다. 그런데 금방 표정이 일그러지더니 실망한 표정으로 "맛이 별로네……"라고 말했다. '파랑이가 먹는 거랑 똑같은 밥'에 대한 동경이 실망으로 바뀐 듯했다. 그래서 나는 잡곡밥의 명예를 회복시키기 위해 딸에게 나름대로 이렇게 저렇게 궁리한 잡곡밥을 만들어 주기 시작했다.

그때까지 나는 잡곡을 제과 제빵에만 썼을 뿐 '잡곡으로 만든 주식(밥)'을 먹인 적은 없었다. 사실 나는 잡곡으로 밥을 만드는 데 저항감이 있었다. 식으면 푸석푸석한 것이 싫었고 겨의 냄새도 신경이 쓰였다. 게다가 쌀보다 훨씬 비싸서 '값만 비싸고 실용적이지 못해.'라는 것이 잡곡에 대한 내 솔직한 생각이었다. 하지만 잡곡의 영양분이나 잡곡의 역사, 문화,

식물 생태 등이 나를 완전히 매료시켜 늦긴 했지만 그때부터라도 우리 집 식탁에 잡곡밥을 등장시키기 시작했다. 딱히 건강을 의식하거나 필요에 쫓겨서가 아니라 무리가 없는 범위 안에서 색다른 밥으로 식단에 포함했다.

잡곡은 쌀보다 달고 맛이 강해서 부식으로는 담백한 일본식 반찬을 곁들였다. 그리고 콩류나 감자류와 잘 어울려서 이 곡물들의 이용 빈도도 늘어났다. 나는 그때 비로소 잡곡밥의 의미를 깨달았다. 잡곡이 주식에만 그치는 게 아니라 식생활 전체에 변화를 가져오며 미각과 기호의 폭을 넓힌다는 것을 알게 된 것이다. 달착지근하게 맛을 내어 포장한 가공 채소 반찬, 식당의 가공 조리 식품, 화학조미료와 소금으로 자극적인 맛을 낸 과자가 범람하는 가운데 잡곡의 다양한 맛은 마음을 안심시키는 깊이가 있다. 그리고 된장국, 간장, 식초 같은 조미료의 맛에 전보다 민감해졌다.

봄나물, 들풀, 유채꽃 등을 넣고 밥을 지을 때도 잡곡을 섞으면 자연의 향취가 한층 살아난다. 여름에 잡곡에 검은콩이나 팥을 함께 넣고 짓는 잡곡밥도 색다른 느낌으로 식욕을 자극한다. 또 버섯이나 은행을 넣고 간장을 뿌려 영양밥을 만들 때도 잡곡을 섞는다. 찹쌀이 더욱 맛있게 느껴지는 겨울에는 식으면 푸석해져 맛이 떨어지는 피를 찹쌀과 섞고 볶은 콩을 골고루 뿌려 밥을 짓는다. 그러면 향기로우면서 재료 그대로의 색이 살아나는 소박하고 따뜻한 맛이 난다.

'밥=쌀밥'이라는 고정관념이 사라지면 비가 오나 눈이 오나 아플 때나 바쁠 때나 싫어도 매일 해야 하는 식사 준비가 조금은 즐거워진다. '어,

눈이 오네? 장 보러 가기 싫다……. 아, 그래! 콩하고 잡곡이 있으니까 잡곡밥을 만들자!' 이런 식이다. 날씨는 맑지만 주머니 사정이 마땅치 않을 때도 부식에 돈 들일 것 없이 주식을 조금 손보면 된다. 값만 비싸고 실용적이지 않은 재료라고 생각했던 잡곡이지만 활용 방법을 조금 궁리하니 비싸지도 않고 실용적인 재료로 변신했다. 실용적인 잡곡 활용법 중 최고는 역시 밥보다는 잡곡된장이었다. 기장, 조, 피, 보리, 율무 등의 잡곡으로 만든 누룩에 재래종 콩을 사용해서 직접 만든 된장인데 배합을 조금씩 바꿔서 단맛, 짠맛, 단기용, 장기용 등 기호에 맞춰 사용할 수 있게 만들었다. 여러 종류의 누룩이 빚은 다양한 맛은 세상에 하나밖에 없는 나만의 된장을 만들어 준다. 그런데 의외로 젊은 사람들이 이런 된장을 좋아했다. 과자 선물보다 직접 만든 누룩된장에 더 기뻐하니 제과점을 했던 나로서는 조금 복잡한 심정이었다. 주식인 밥이 바뀐다는 데는 저항감을 느끼는 사람도 된장이 맛있게 바뀌는 데는 아무런 저항감이 없기 마련이다. 게다가 "이거 어떻게 만드는지 다음에 꼭 가르쳐 주세요!"라고 부탁하기까지 한다. 그래서 잡곡밥을 추천하기보다 잡곡된장을 권하는 쪽이 더 효과적이지 않을까 하는 생각도 든다. 쌀이 남아도는 시대인 만큼 쌀밥은 그냥 두고 잡곡을 기본 조미료로 사용해서 수요와 공급에 활기를 불어넣는 편이 농촌을 위해서도 더 좋은 방법이 아닐까 싶기도 하다.

　　인연이 있어 알게 된 농촌에 사시는 분이 직접 재배한 붉은쌀이나 검은쌀을 보내 주면 '역시 쌀은 참 맛있어!'라면서 분홍색 또는 자주색

나는 밥을 지어 만족스럽게 먹는다. 이것 역시 잡곡밥이나 콩밥처럼 조금 색다른 밥이다. 일반 쌀과 고대 쌀을 9:1이나 8:2 정도로 섞어서 밥을 지으면 밥 전체에 색이 들어 화려한 주식이 된다. 특히 검은쌀은 쌀밥에 찰기와 단맛을 더해 깜짝 놀랄 정도로 맛있는 밥을 지을 수 있다. 붉은쌀은 현미보다 칠분도 七分搗 (현미를 찧어서 겉겨를 70% 벗긴 쌀 _옮긴이) 정도가 먹기 편하다. 검은쌀과 붉은쌀은 예로부터 '신의 붉은쌀', '황제의 검은쌀'이라고 불리며 귀하게 취급된 쌀이다. 심지어 붉은쌀을 신으로 섬긴 신사도 있다고 들었다. 하지만 붉은쌀은 교잡이 잘 일어나서 한때 일본 농가에서 사라질 뻔했던 적도 있다. 반면 검은쌀은 바람기가 없는지 타종과 교배되는 일이 없다고 한다.

붉은쌀과 검은쌀 모두 복을 불러온다고 여겨지며 절구 節句 (인일 人日인 음력 1월 7일, 상사 上巳인 3월 3일, 단오 端午인 5월 5일, 칠석 七夕인 7월 7일, 중양 重陽인 9월 9일을 이르는 말 _옮긴이)에는 이것으로 떡을 찧는다. 찧는다고는 해도 지금은 빵 반죽용 믹서를 쓰니 별다른 흥취가 없다. 참고로 된장을 만드는 데 쓰는 콩도 이 믹서로 돌리면 단 30초 만에 가루가 된다. 붉은쌀과 검은쌀 모두 1분 만에 떡이 된다. 컵라면이 채 익기도 전에 다 빻아지는 것이다. 이러다가 벌 받는 것은 아닌지 이따금 걱정도 된다. 원래는 신사에서 제례의 공물로 바쳤지만 우리 집에서는 식구들 뱃속으로 들어간다.

우리 집 '쌀 창고'는 현대 서민용 쌀 말고도 고대 농민의 양식이었던 잡곡류, 신과 황제에게 바쳤다는 고대 쌀, 보리와 찰보리, 심지어는 고대 이집트의 밀까지 아울러 그야말로 화려한 면면을 자랑하는 곡물 문화의 보고寶庫다. 오늘은 무엇으로 밥을 지을지 고민하는 것도 꽤 즐거운 일이다. 우리 집은 밥 지을 곡물을 항상 10가지 이상 갖춰 놓는다. 곡물의 문화사를 문자 그대로 일상다반사로 접할 수 있으니 아주 사치스러운 행복이 아닐까? 식사 한 끼 한 끼가 오늘은 고대 시대, 내일은 메소포타미아 문명, 모레에는 고대 이집트로 이어진다. 우리 집 식탁은 타임머신이다.

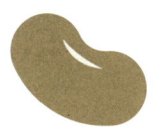
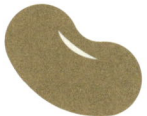

집에서
만드는 조미료로
풍요로운 식탁을
차리자

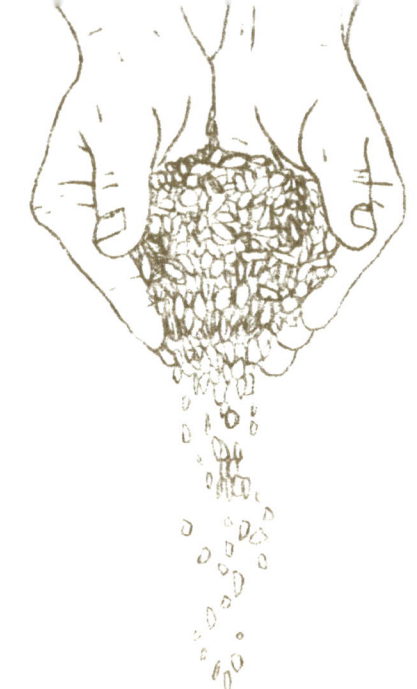

　　우리 집 부엌에는 '이건 정말 최고로 사치스러운 음식이야!'라고 자부하는 기본 식품이 숨어 있다. 하나는 집에서 만든 된장, 다른 하나는 역시 손수 만든 식초다. 왜 '숨어 있다.'라는 표현을 썼는가 하면 된장은 굳이 숨길 생각은 없지만 햇볕이 들지 않는 시원한 곳에 보관하니 눈에 잘 띄지 않고 식초는 주세법 위반이라 정말 숨겨 놓는다. 어느 집에서나 찾아볼 수 있는 조미료지만 자칭 '사치품'이라고 부르는 이유는 제조의 기본인 잡곡누룩에 있다.

먼저 자가제 自家製 오곡된장을 자랑할까 한다. 기장, 조, 피, 보리, 율무에 보리용 누룩의 균을 증식시켜 잡곡누룩을 만든다. 그리고 여기저기 농가에 연락해서 검은눈콩이나 붉은눈콩 계통의 옛날 콩을 구한다. 이렇게 모은 다양한 옛날 콩을 쪄서 잡곡 밭 주인공들이 총출동한 흰색 된장을 만든다. 대충 말하자면 이것이 우리 집 된장이다. 콩은 노란콩뿐만 아니라 복을 가져온다는 각종 색깔의 콩들에 때로는 검은콩까지 섞는다.

누룩을 만드는 데는 시간이 오래 걸리고 가정에서는 대량으로 만들지 못한다는 문제점이 있다. 그래서 먼저 기장, 조, 피 등으로 누룩을 만들고 그 누룩보다 많은 양의 콩으로 장기 숙성용 된장을 만든다. 된장 숙성은 누룩이 많을수록 빠르고 적을수록 느려져서 장기 보존이 가능하다. 그리고 나중에 시간이 날 때 보리누룩과 율무누룩을 만든다. 보리 종류의 누룩이 완성되면 앞서 만든 된장의 3분의 1 정도를 다른 용기에 옮겨 놓고 그 속에 보리누룩과 율무누룩을 섞어 넣는다. 그러면 누룩이 많은 흰 된장 자칭 '오곡된장'이 완성된다. 이것은 누룩이 많고 단맛이 나서 서너 달만 묵히면 맛이 들어 먹을 수 있게 된다. 먼저 만들어 남겨 둔 된장은 반년에서 8개월 정도 숙성 기간이 필요하기 때문에 나중을 위해 손대지 않고 놓아둔다. 빨리 먹고 싶다면 각자 좋아하는 누룩을 넣어 숙성 기간을 줄인다. 이렇게 누룩을 더 넣어 주는 방법으로 조금씩밖에 만들지 못하는 자가제 '소량 생산 체제 문제'를 해결할 수 있다.

내가 생각하는 자가제 된장 만들기의 진수는 누룩 만들기다. 시중에서 판매하는 쌀누룩으로도 된장을 만들 수 있지만 자기 입에 맞는 곡물로 다양한 누룩을 만들고 이를 섞어 만든 된장은 세계에서 단 하나밖에 없는 자신만의 맛이 된다. 시판하는 쌀누룩만으로는 왠지 부족한 맛이 나고 보리누룩만으로는 좀 평범한 맛의 보리된장이 돼버린다. 하지만 잡곡류 누룩을 넣으면 그 누룩의 자양분에서 단맛, 깊은 맛, 유분 등이 나와 개성적이면서도 부드러운 맛있는 된장으로 완성된다.

    기장, 조, 피 같은 잡곡은 알이 작아서 누룩을 만들 때 찌고 발효시키는 공정이 쌀, 보리보다 간단하며 영양 면에서도 훨씬 뛰어나다는 장점이 있다. 덕분에 매일 조금씩이기는 하지만 식물 섬유와 미네랄이 풍부한 잡곡을 섭취할 수 있는 것이다. 알이 작은 곡물은 쌀이나 보리와 달리 체를 통과해서 된장국의 건더기가 되니 버릴 것이 없다. 그리고 무엇보다 맛이 좋다.

    또 한 가지 자랑거리는 식초다. 일단 잡곡누룩이 완성되면 잡곡식초를 만드는 것은 아주 쉽다. 쌀과 보리에 알레르기가 있는 사람도 먹을 수 있는 식초. 공업용 알코올을 써서 대량 생산하는 시판 식초와는 다른 진짜 수제 식초인 것이다.

    만드는 법을 간략하게 설명하면 기장, 조, 피 등으로 누룩을 만들고 한편으로는 같은 곡물로 밥을 짓는다. 그리고 누룩과 밥을 섞어서 보온하면 감주가 된다. 감주를 발효시키면 탁주가 되고 그것을 초산 발효시키면 잡곡주가 된다. 시간은 두세 달 정도가 걸리지만 만드는 데 손이 많이 가지 않는다. 초산 발효를 시킬 종초 種醋 (식초를 만들 때 초산균을 번식시키기 위해 넣는 발효액 _옮긴이)는 감을 두세 달 방치해 두었다가 초산 발효시킨 액체를 이용해 증식시켜 만든다. 재료가 되는 감식초는 제철 감이 싼 값에 대량으로 나올 때 구입해서 용기에 넣고 그 위에 먼지가 쌓이지 않게 천이나 종이를 덮어 두기만 하면 간단히 만들 수 있다. 하지만 자가제 식초는 만드는 과정에 알코올화가 필요하기 때문에 주세법 같은 법률에 저촉되어 지금은 농민의 생활에서도 사라졌다.

식초로 만들기 전 탁주를 여과하면 요리에 사용하는 맛술을 대신할 조미료로 만들 수 있다. 이 역시 쌀이나 보리 알레르기가 있는 사람들도 이용할 수 있다. 소금으로 맛을 내 먹어야 하는 알레르기 환자에게 식초나 맛술도 쓸 수 있다는 것이 얼마나 고마운 일일지! 먹는 기쁨의 폭을 얼마나 넓힐 수 있을지! 현 주세법에 따르면 일반인이 허가 없이 알코올 1도 이상의 술을 만드는 것을 금지한다. 알레르기 환자용 식품은 시중에 판매되고 있으니 그것을 사라고 하면 그만이다. 하지만 그것이 정론 正論 이라면 알레르기 환자에게 발전적인 창조 생활은 영원히 불가능할 것이다. 그리고 이것은 비단 알레르기 환자만의 이야기가 아니다. 자신이 먹을 음식을 스스로 관리하고 만들려는 창조적인 사람에게도 그 싹을 꺾어 버리는 불합리한 '정론'이다.

식초 만들기에 관해서만 말하자면 곡물로 식초를 만들기보다 제철 과일을 써서 식초를 만드는 편이 더 쉽고 합리적이다. 곡물은 보존할 수 있으니 설령 남더라도 고민할 일이 없지만 제철 과일은 때때로 감당하지 못할 정도로 많이 남을 때가 있다. 과일은 그대로 오랫동안 보존할 수 없고 그렇다고 갑자기 과식할 수도 없는 노릇이다. 그런데 과일은 원래 당도가 높아서 쉽게 발효시킬 수 있으니 식초 만들기에 최적이라고 할 수 있다. 사과, 포도, 밀감……. 다양한 과일로 자가제 식초를 만들 수 있다. 곡물을 이용하면 누룩을 만들고 감주로 만들어 당도를 높여야 비로소 식초를 만들 수 있기 때문에 과일 식초보다 손이 더 간다. 물론 그 때문에 만드는 재미가 있다고 할 수 있지만 말이다.

최근 우리 집에서 탄생한 최고의 곡물 진미도 소개하고 넘어갈까 한다. 고대 이집트 밀인 '카무트 kamut'로 만든 간장이다. 카무트라는 낯선 이름의 이 밀은 원래 약 6천 년 전에 고대 이집트에서 재배하던 이립계 듀럼 durum 밀로 일본에서는 재배한 적이 없는 작물이다. 파스타로 가공된 제품이라면 소량 유통되지만 분말과 낟알은 유통되지 않았다. 카무트를 재배하는 미국 쪽에 부탁했다가 운 좋게 가루와 낟알 형태의 카무트를 입수할 수 있었다. 가루는 빵과 과자로 만들어서 식량청 주최 행사 때 일반에 공개해 호평을 받았다. 그리고 알갱이는 입식(곡물을 먹음. 주로 쌀밥을 먹는 것을 이른다 _옮긴이)용으로 가공했다. 일본에서는 전례가 없는 고대 이집트 밀의 유용한 특성을 몇 가지 소개하자면 다음과 같다. 먼저 밀 알레르기가 있는 사람을 위해 밀 대안 재료로 사용할 수 있다. 그리고 일반 밀보다 단백질이 20~40%나 높고 미네랄과 식물 섬유도 풍부한 다이어트 음식이다. 게다가 이삭이 일반 밀의 3배나 되어 적은 면적에서도 많은 수확을 기대할 수 있다. 또 밀이면서도 쌀처럼 밥을 지어 먹을 수 있다는 특이성도 있다. 일반적으로 밀은 딱딱해서 밥을 지을 수 없기 때문에 '제분'이라는 가공 공정이 필요하지만 카무트는 겉겨만 벗기면 먹을 수 있다. 따라서 제분 장치가 없어도 채소를 키우는 감각으로 소량 재배할 수 있다. 밥을 지으면 현미처럼 알갱이가 커지고 쌀과 옥수수의 중간 맛이 나서 씹을수록 자연의 단맛이 입 안에 퍼진다. 오늘날의 밀보다 유용성이 큰 밀이라는 생각이 들었다.

나는 재배 실험과 동시에 카무트로 간장을 만들어 봤다. 이름 하여 '투탕카멘표 고대 이집트 밀 카무트 간장!' 이것이 왜 최고의 사치품인가 하면 고대 문명의 산물이어서도 아니고 하물며 식물학적으로 고급품이어서도 아니다. 그저 만드는 데 고생이 막심했기 때문이다. 고작해야 2kg이 채 되지 않는 간장누룩을 만들면서 콩 발효를 몇 번이나 실패하는 바람에 실제 분량의 몇 배나 되는 콩을 버려야 했다. 그동안 여러 가지 발효 식품을 별다른 어려움 없이 자력으로 완성한 내 기술과 '감'에 자부심이 있었던 만큼 간장을 만들 생각으로 발효시킨 콩이 낫토로 변하는 굴욕을 참다 못해 결국 간장 제조 회사에서 가르침을 받았다. 다만 이것이 좀 비상식적인 일이니만큼 일본에 첫 상륙한 고대 이집트 밀을 사용한다는 사실은 비밀로 하기로 했다.

이렇게 몇 차례 실패를 겪고 난 뒤 나는 목표를 한 단계 끌어내렸다.

'생초보가 간장을 만들겠다고 나서니 힘든 거야. 일단 낫토로 만들지 않는 것을 목표로 삼자.'

이렇게 생각하니 다시 도전 정신이 솟았다. 이번에는 낫토균을 줄이고자 제작 기간 중에는 절대 낫토를 먹지 않으며 간장 만들기에 도전했다. 그 결과 다행히 낫토가 되지는 않았지만 콩이 발효하면서 처음에는 소변 냄새가 났다가 나중에는 말똥 냄새가 나 졸도할 지경이었다. 발효에 실패한 콩은 모두 흙으로 돌아갔다. 이렇게 비료가 잔뜩 만들어졌을 무렵 마침내 카무트 간장을 만드는 데 성공했다!

지금 간장을 손가락으로 찍어서 맛을 보면 깊은 맛이 난다. 냄새도 침이 고일 정도로 좋다. "집에서 만든 간장이 이렇게 맛있을 줄은 미처 몰랐어."라는 것이 내 솔직한 감상이다.

자신의 몸과 기호에 맞는 곡물을 자유자재로 가공할 수 있으면 만들 수 있는 조미료의 폭도 넓어진다. 샐러드용 드레싱, 고기나 생선용 소스, 누룩을 사용한 채소 절임과 어패류 보존식 만들기……. 시판용 완제품의 맛에 자신의 입맛과 몸과 경제를 맞추지 말고 맛을 자신에게 맞출 수 있는 것이다. 이만큼 즐겁고 상서로운 음식 만들기가 또 있을까? 이는 '어떻게 요리하느냐'와 같은 차원의 이야기가 아니라 '어떻게 살아가느냐'와 맞먹을 정도로 기본적인 문제라고 생각한다.

간장이 숙성되기를 기다리지 못하고 4~5개월 무렵부터 간장에 손을 대게 된다. 고기와 생선에 맛을 내는 데 이용하기도 하고 중화 드레싱에 섞기도 한다. 심지어는 오이 위에 간장을 더해 먹기도 한다. 이러는 사이 아직 숙성되지도 않은 간장은 점점 줄어든다. 어쩌면 미처 숙성이 되기도 전에 다 먹어 버릴지도 모른다. 완성을 기다리지 못하고 다 먹어 버린 '환상의 간장'도 나쁘지는 않겠다.

완전히 숙성되지 않아 알코올 발효 냄새가 조금 남아 있는 수제 식초는 중화풍 볶음 요리나 어육류 요리의 소스 만들기 등 가열 조리용으로 사용하면 맛있다. 재미도 있고 경제적이니까 직접 만드는 것이다. 나는 이따금 싸게 할인해 파는 수입 소고기를 사서 완전한 자가제 불고기 소스나 김치 소스에 구워 먹는다. 건강과 안전을 의식하지 않고 그저 생활을 의식할 뿐이다. 얼마나 돈을 들이지 않고 최고의 사치를 누릴 수 있느냐가 관건이다. 소금, 설탕, 기름 이외의 조미료는 모두 직접 만든다. 이것이 사치가 아니고 무엇이란 말인가?

일반적으로 사람들은 흰 쌀밥에 대한 기호와 애착이 크다. 보리나 잡곡을 쌀에 섞는 것을 가난의 상징처럼 여기는 심리도 일반인들의 마음 깊은 곳에 자리하고 있다고 생각한다. 밭에서 키운 곡물을 쌀과 섞는 것은 일종의 '금기!'이기도 하다. 특히 과거에 식량난을 겪었던 연로자들에게 그런 경향이 강하다. 물론 흰 쌀밥은 더할 나위 없이 맛있다. 그러나 이대로라면 언젠가는 밭에서 나는 곡물의 식문화가 사라지고 말 것이다.

조미료를 직접 만들어 곡물에 대한 미각과 애정을 키우고 일상의 식탁에 활용할 수 있지 않을까? 흰 쌀밥은 그냥 두고 조미료를 바꾸는 편이 사람들에게 더욱 폭넓게 받아들여지리라 생각한다. 과거에는 곡물류를 이용한 조미료 만들기가 농어촌의 일상이었고 생업이었다. 특별한 설비나 특수한 기술이 없어도 자연이 움직이는 대로 맡겨 놓으면 만들어지는 식품군이다. 완성되기까지 조금 긴 시간이 걸리기는 해도 만드는 데 많은 수고가 필요하지도 않다.

　잠시 방치했던 멀지 않은 과거의 진정 풍요로운 '생활의 음식'을 일상의 식탁으로 다시 부르는 것은 그다지 어려운 일이 아닐 것이다.

여름철 건강은
수수로 지켜라

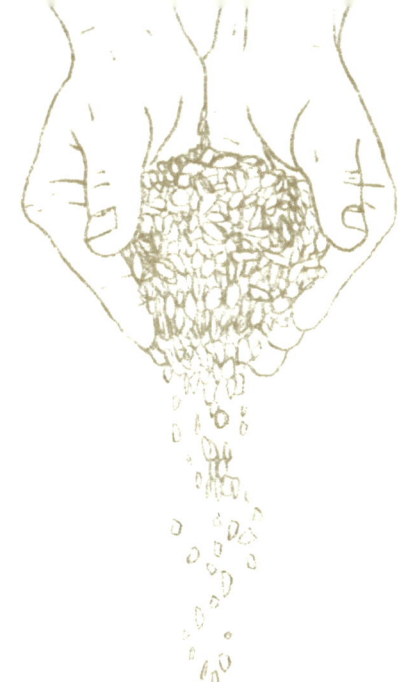

제2차 세계 대전 당시와 이후의 식량난을 체험한 연배의 어른에게 고량高粱 밥 이야기를 들어 본 사람이 많을 것이다. 대개는 흰 쌀밥 대용으로 고량밥을 지은 것이니 '맛있다'는 이야기는 들어 보지 못했을 것이다. 그러나 전쟁 후 경제 부흥 시대에 태어난 우리는 '고량밥은 어떤 맛일까? 그게 정말 그렇게 맛이 없었을까?'라는 식으로 식량난 이야기보다는 고량밥의 맛에 더 흥미를 느끼게 된다. '고량'이라는 말이 주는 중국 대륙의 이국적 정취가 마음을 끌고 모두 맛없다고들 하니 오히려 조금은 맛이 있었던 것은 아닐까 하는 괜한 의심도 든다.

　　　　이리저리 수소문한 끝에 간신히 구한 고량으로 생각되는 곡물에는 '수수'라는 이름이 붙어 있었다. 바라고 바라던 고량밥을 지어 드디어 처음으로 입에 넣은 순간 맛이 없다는 생각은 조금도 들지 않았다. 자연의 단맛과 야생적인 떫은 맛이 조금 나고 껍질의 약간 까끌까끌한 식감은 현미와 비슷해 꽤 마음에 들었다. 무엇보다도 팥색 비즈 구슬을 모아 놓은 듯한 예쁜 색과 모양이 마음을 사로잡았다. 이것이 전쟁을 모르는 아이이며 포식 시대에 태어난 나의 감상이었다. '이거 봐. 역시 맛있잖아? 어르신들은 이렇게 맛있는 걸 그동안 숨겨 오신 거야.'라고까지 생각했다. 이후로 이 새로운 재료는 다양한 형태로 자주 우리 집 식탁에 모습을 드러냈다.

　　　　가장 인기 있는 요리는 팥밥에 수수를 섞어 짓는 잡곡밥이다. 수수만으로 먼저 밥을 하고 일단 물로 씻어 점액과 쓴맛을 없앤다. 그리고 찹쌀, 팥 등과 섞어 찜통에서 찐다. 그러면 찹쌀의 찰기 있는 식감과 수수의 약간 까끌까끌한 식감의 조화 속에 수수의 씹는 맛이 더해진 균형 잡힌 맛이 난다. 또 여기에는 팥뿐만 아니라 검은콩이나 렌즈콩도 넣기 때문에 팥밥이라기보다는 차라리 콩밥이라고 부르는 편이 어울릴지도 모른다. 팥의 양이 적어도 수수가 먹음직스러운 색깔을 낸다. 찹쌀은 온성이고 수수는 한성이라 몸에 대한 온도의 균형도 좋다.

　　　　그리고 수수의 색을 살린 요리로 벚꽃떡을 추천한다. 먼저 밀가루와 백옥분, 물을 넣고 반죽을 하다가 수수가루를 넣는다. 다음에는 반죽을 떼어 납작하게 만들어 노릇노릇해지도록 조심스럽게 양면을 굽고는 팥소를 올리고 반대쪽 면에 벚나무 잎을 대어 감싸듯이 덮는다. 수수가루는 조금만 넣어도 반죽이 예쁜 핑크색을 내기 때문에 벚꽃떡뿐만 아니라 다른 과자에 색을 넣고 싶을 때도 아주 유용하다.

　　　수수가 지닌 약한 떫은 맛과 쌉쌀한 맛은 현대인의 미각이 잊고 있는 자연의 맛이라고 생각한다. 시중에는 무난한 음식이 판을 치고 과일과 채소에서조차 떫은 맛, 쓴맛, 풋내가 사라지고 있다. 미각과 기호 모두 획일화되어 맛의 폭이 좁아진 현대에 다시 복권시키고 싶은 곡물 중 하나가 바로 이 수수다. 생산량이 많지 않아 구하기 힘든 편이지만 수수가루라면 자연 식품점에서 비교적 쉽게 구할 수 있다. 수수가루는 연한 암적색 가루다.

　　　경단을 만들려면 수수가루에 물을 넣고 반죽해 끓는 물에서 데치기만 해도 되지만 여기서 조금 더 궁리를 해 보면 어떨까? 나는 체질적으로 한성에 약해서 온성인 찹쌀가루를 반반씩 섞는다. 여기에 물을 넣고 귓불 정도의 굳기가 될 때까지 반죽한 다음 한 옴큼 크기로 만들어 찐다. 이제 팥소를 묻히면 수수떡이 된다. 또 이것을 다른 요리로도 만들어 보자. 한입 크기의 떡을 소금물에 살짝 데친 봄 양배추 잎으로 덮고 가다랑어나 다시마 우린 물에 넣어 끓이면 '수수 롤 캐비지'가 된다. 유부초밥용 유부에 떡을 넣고 끓여도 맛있다. 안에서 핑크색 떡이 나와 아이들이 무척 좋아한다. 수수가루를 섞은 것과 섞지 않은 것으로 반반씩 경단을 만들면 예쁜 2색 경단이 된다. 이 밖에 인도에서는 차파티 chapati (통밀가루로 만든 빵. 북부 인도의 주식이다 _옮긴이)를 만들 때 수수가루를 넣기도 한다. 인도 요리에 도전할 때 수수로 색다른 차파티를 만들어 보는 것은 어떨까?

따뜻한 기후의 대륙에서 태어난 수수를 여름 식탁에 올려놓으면 더위로 축 처진 몸도 좋아할 것이다. 에어컨에만 의지하지 말고 음식에서 자연의 에어컨을 섭취하면 더운 여름을 활기차게 보낼 수 있다. 반대로 겨울에 수수 요리를 먹을 때는 온성 음식을 곁들여서 몸이 너무 차가워지지 않도록 주의하자.

검은 빵, 호밀의
소박한 질감을
즐겨보자

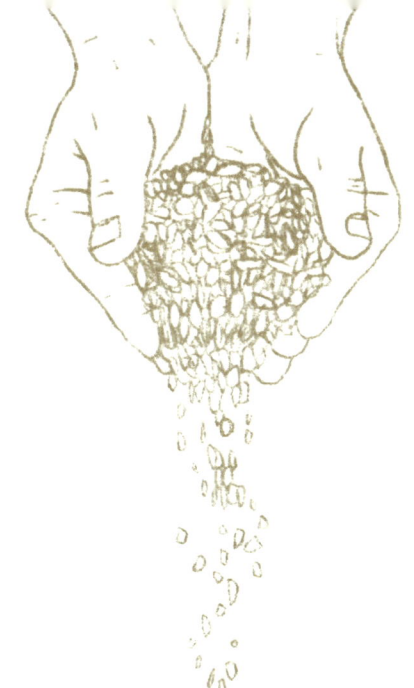

나는 왠지 호밀에 애착이 강하다. 아직까지도 고대 쥐라 시대의 잔영이 남아 있는 그 식물 형태도 사랑스럽지만 호밀 특유의 독특한 맛도 벗어나기 힘든 매력이다. 왠지 소박하고 정겨운 맛이 나는 호밀. 그 독특한 맛과 다른 사람에게 결코 아부하지 않는 투박한 식감, 바짝 졸인 듯한 회갈색 또한 마음에 든다.

처음 검은 빵을 먹어 본 것은 도쿄에서 자취를 시작한 대학생 때였다. 시골의 부모님이 돈을 보내 주시면 며칠 동안 부자가 된 듯한 행복감에 빠졌다. 그리고 돈을 들고서 이웃한 구니타치 시國立市에 있는 기노쿠니야紀伊國屋 슈퍼마켓에 가서 전부터 점찍었던 검은 빵 두 종류를 한 덩이씩 샀다. 신호등조차 없는 산촌에서 막 도시로 나온 나는 생전 처음 보는 수입 식품이 즐비하게 늘어선 슈퍼마켓의 계산대 앞에 서기만 해도 바짝 긴장이 됐다. 그때는 단단하고 묵직한 검은 빵만이 오로지 시골 소녀의 편인 듯 생각되었다. 거스름돈을 건네받은 손은 땀으로 흠뻑 젖어 있었다. 그리고 처음으로 검은 빵이 바로 호밀빵이라는 초보적인 사실을 알게 되었다.

'검은 빵'이라는 명칭은 소녀용 서양 번역서에 자주 나오는 빵의 이름이었다. 『알프스 소녀 하이디 Heidi's Lehr- und Wanderjahre』에도 나오며 러시아 문학에도 종종 등장한다. 또 『소공녀 A Little Princess』에도 나온 것 같다. 요컨대 이런 책들의 주인공이 평소에 먹는 음식이 바로 검은 빵이었다. 결코 중요한 날 먹는 고급스러운 음식이 아니라 일상생활 속에서 방 한구석에 언제나 자리하는 그런 음식이었다. 때로는 램프의 불빛을 받으며 때로는 흔들리는 촛불 아래서 때로는 목장의 햇빛과 바람 속에서 소녀들은 단단하고 속이 꽉 찬 검은 빵을 작게 뜯어 입으로 가져갔을 것이다. 그리고 호밀의 신맛과 감칠맛, 식감은 산양 치즈와 아주 잘 어울렸을 것이다. 검은 빵과 장작을 때는 냄새는 뜻밖에 잘 어울린다. 검은 빵이 있는 식탁은 결코 풍요롭다고 할 수 없는 한랭지에 사는 사람들의 몸을 조용히 그리고 천천히 덥혀 주었을 것이다.

북방의 산촌에 살던 소녀는 두 평 남짓한 좁은 연립주택에서 상을 펴고 그토록 동경하던 검은 빵 식사를 만끽했다. 결코 남이라고는 생각되지 않는 맛이었다. 그리고 소녀는 산촌의 말투와 억양이 사라질 무렵 검은 빵을 굽는 법을 익혔다.

호밀빵은 푹신푹신하게 부풀어 오를 때까지 발효시킬 필요가 없다. 게다가 호밀은 자연 발효력이 강하기 때문에 생각보다 빠르고(자연 발효시키는 흰 빵보다 상대적으로 시간이 짧다는 의미지만) 간편하게 만들 수 있다는 이점이 있다. 하지만 초보자에게 무심코 이런 말을 하면 오해받기 쉬워서 나중에 "만들기 쉽다고 해서 호밀빵을 구웠는데 등산화처럼 딱딱해졌어요."라고 원망을 들을 우려도 있다. 호밀빵은 무겁고 단단해야 맛있긴 하지만 적당히 발효되어야 먹기 쉽고 맛도 우러난다.

자연 발효시킨 호밀빵은 놀랄 만큼 보존성이 좋으며 구운 뒤에도 빵의 발효가 진행되어 시간이 지날수록 신맛이 조금씩 강해진다. 신맛이 강해진 빵은 특유의 맛이 나는 세척 외피 치즈 Washed rind Cheese 나 신맛이 강한 산양 치즈와 잘 어울리며 여기에 호두를 한두 조각 곁들이면 더없이 행복한 맛이 된다.

일본산 호밀은 홋카이도 외에 호쿠리쿠 北陸 와 규슈 九州 에서도 조금씩 재배되지만 유통량이 많지 않아서 일반인이 구입하는 것은 조금 어렵다. 호밀가루로 빵 대신 소금 맛 크래커를 만들어도 소박한 풍미를 즐길 수 있다. 치즈, 나무 열매, 허브, 향신료 등의 맛을 살려 달지 않은 과자를 구우면 어른들의 간식이자 술자리의 벗이 된다.

호밀가루와 밀가루에 요구르트를 넣고 반죽한 뒤 캐러웨이 Caraway(미나리과의 한해살이풀로 만든 향신료 _옮긴이)를 추가한다. 그리고 얇게 펴서 뜨겁게 달군 철판 위에 놓고 굽는다. 바로 무발효 효모빵이다. 자연의 거친 맛이 야외 식사에 적합하다. 차파티 같은 무발효 빵 종류는 갓 구웠을 때가 가장 맛있고 식으면 맛이 뚝 떨어지는 것이 발효 빵과 다른 점이다. 그러니 갓 구웠을 때 먹도록 하자.

그런데 한 가지 주의할 점! 잡곡이나 호밀가루는 장마철 또는 여름철에 벌레가 꼬이기 쉽다. 쌀과 밀 이외의 곡물류는 금방 상한다고 생각해도 무방하다. 그러므로 되도록 냉장고에 보관하는 것이 현명한 방법이다.

농민들의 구제식,
메밀의 다양한
요리법을 즐겨보자

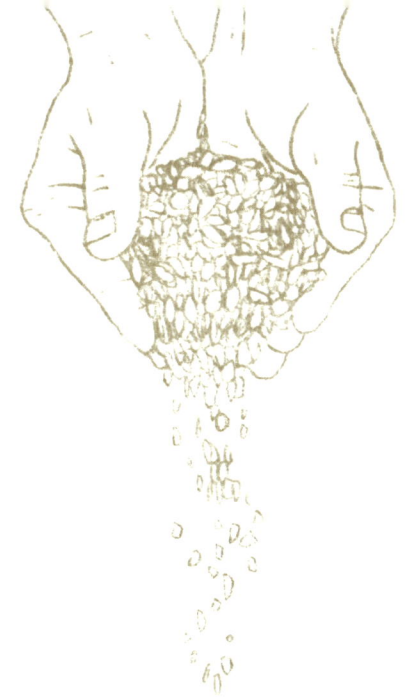

빵 만드는 것이 직업이었으면서도 나는 빵 이상으로 메밀국수를 좋아해 수타 메밀국수 만들기에 아주 열광적으로 빠졌던 때가 있다. 하지만 나는 일반적인 메밀국수 애호가들과 달리 메밀국수의 맛보다는 메밀가루의 질감과 메밀의 식물 생태 따위를 더 좋아했다. 냉해가 찾아온 산간 지역에서도 건강하게 자라 가련하게 흰 꽃을 피우고 열매를 맺으며 역경을 견뎌 나가는 에너지를 숨긴 식물. 수많은 사람을 굶주림에서 구했을 개척민의 구제식이 바로 메밀이었다. 미식 美食 과는 완전히 다른 의미에서 메밀의 매력에 빠져든 이유는 메밀이 호밀과 마찬가지로 자연 조건이 열악해서 풍요롭다고는 할 수 없는 한랭지에서도 자라나는 활기와 굳건함을 지녔기 때문이 아닐까 싶다. 실제로 메밀가루는 호밀가루처럼 밀가루와는 제분 공정이 다르다.

하지만 어차피 의욕만 앞선 초보자의 도전인지라 일본의 수타 메밀국수는 순식간에 정도를 벗어나 그만 이탈리아식 메밀국수 요리로 바뀌어 버렸다. 먼저 갈릭 버터를 녹여서 삶은 메밀국수에 뿌린다. 그리고 여기에 칠리 고추와 치즈가루를 듬뿍 뿌리면 '메밀 스파게티'가 완성된다. 사실은 '피초케리 Pizzocheri'라는 엄연한 요리명이 있지만 우리 집에서는 메밀 스파게티라고 불렀다.

또 메밀가루를 반죽해 파이 모양으로 만들어 길쭉한 모양으로 자른 다음에 구우면 '메밀가루 그리시니 Grissini'가 된다. 이것은 소금 버터 풍미의 메밀가루 건빵이다. 이탈리아에도 메밀가루로 만든 그리시니가 있는지 조사해 보지는 않았지만 꽤 괜찮은 간식이다.

핫케이크 가루에 메밀가루를 섞어 반죽한 다음 기름에 튀기면 메밀도넛이 된다. 메밀가루 반죽은 기름과 궁합이 좋아서 반죽을 만들고 야채 튀김을 만들 듯 기름에 튀기면 맛있다. 그 밖에 메밀가루로 만든 크레이프 Crepe (또는 크레페라고도 함)는 이미 친숙해졌을 것이다. 프랑스 과자인 크레이프는 원래 메밀 요리의 일종이다. 갈색이 나도록 구워서 빵 대신 먹었을 것이다. 어쩌면 밀로 만든 빵을 먹을 수 없었던 지역의 사람들을 위해 메밀이 밀의 역할을 대신했을지도 모른다. 이처럼 프랑스의 시골 요리에도 메밀이 등장한다. 조리법은 주로 굽거나 튀기는 것이어서 물에 데친 면을 소스에 찍어 후루룩 먹는 일본의 메밀국수와는 조금 다르다.

우리 집 식탁의 여정은 이제 우크라이나와 러시아로 넘어간다. 메밀 열매를 죽처럼 끓여 먹는 극동의 메밀 요리는 일본의 메밀죽을 연상시킨다. 일본의 메밀 재배 역사는 아주 오래되었는데 '일본 메밀국수'와 같은 면의 형태를 띠게 된 것은 서민에게 돌절구와 제면용 봉이 보급된 에도 시대다. 그 이전에는 메밀의 열매를 죽으로 만들어 먹었고 메밀가루가 있어도 면으로 만들지 않고 반죽한 그대로 먹었다.

식탁의 여행은 여기에서 그치지 않고 이번에는 러시아에서 남쪽으로 내려와 중국, 네팔, 그리고 인도로 발길을 옮겨(정확히는 요리를 진행해) 메밀가루 차파티를 굽기에 이르렀다. 메밀가루로 만든 반죽을 구운 음식은 일본의 부식과 잘 어울리기 때문에 내 무발효 빵 시리즈에 메밀가루도 추가했다.

그러던 어느 날 정신을 차리니 내 메밀 요리는 결과적으로 빵 조리 쪽으로 편입되어 버렸다. 그래서 나는 일본식 메밀국수를 포기했다. '메밀'이라고 하면 왠지 일본의 산촌을 연상시키지만 메밀 산지는 중국, 캐나다, 미국, 유럽 등 광범위하게 분포해 있어서 세계 각지에 지방색이 풍부한 조리법이 남아 있다. 그런 조리법들을 살펴보면 한랭한 토지를 개척하는 농민들의 양식을 연상케 하는 소박한 요리가 많다. 메밀은 식도락가들이 입맛을 다시는 기호품이 아니라 개척 정신이 넘치는 농민들의 구제식으로 큰 역할을 했던 것이다.

'메밀쌀'이라는 이름이 붙은 메밀 열매의 가공품은 자연 식품점에서 입수할 수 있는데 나는 그 메밀쌀도 매우 소중하게 다룬다. 삶아서 국의 건더기로 삼는 조리법이 유명한데 서양식 스프의 건더기로도 꼭 사용해 보기 바란다. 불현듯 '일식보다 양식으로 먹는 편이 더 어울리지 않나?'라는 생각이 드는 것은 아마도 메밀의 국제적인 생식 환경 탓일 것이다. 마늘, 버터, 우유, 치즈……, 메밀은 무엇에든 잘 어울린다. 리조토 Risotto 나 파에야 Paella 같은 밥에도 쌀과 콩의 샐러드에도 메밀쌀을 이용하면 의외의 맛을 발견할 수 있다. 예전에 "메밀은 치즈로 맛을 내서 먹어야 해."라고 말하던 이탈리아인 아주머니의 말씀이 왠지 설득력 있게 느껴진다.

"메밀은 정통 메밀국수로 만들어서 먹어야지!"라고 단정 짓기 전에 끓는 물에 삶은 메밀국수를 5cm 정도 길이로 잘라서 마늘을 넣은 올리브기름 드레싱으로 버무리고 여기에 잘게 썬 치즈를 듬뿍 섞어 먹어 보자. 메밀국수가 일본뿐만 아니라 세계인의 음식이라는 사실을 이해할 수 있을 것이다.

우리 집의 고유 간식, 모모타로의 기장 경단

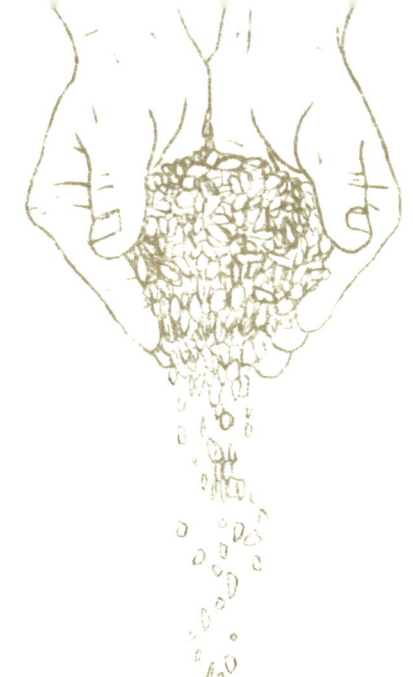

동화나 소설에 나오는 음식은 왜 그리도 식욕을 불러일으키는 것일까? 적어도 나는 활자를 읽는 뇌세포와 식욕을 느끼는 뇌세포가 남들보다 훨씬 가까이 붙어 있는지도 모르겠다. 책에 나오는 음식은 전부 먹고 싶고 마시고 싶어진다. 게다가 맛있어 보이는 음식뿐만 아니라 맛없게 나오는 음식까지도 식욕을 자극한다.

"들길을 걷다 지친 스님은 작은 강가를 발견하고 목을 축인 뒤 '말린 밥'을 물에 담가……."

이런 글을 읽는 순간 말린 밥이 먹고 싶어진다.

"농부는 어젯밤에 발견한 새끼 여우를 위해 수풀 속에 유부를 한 장……"

이러면 왠지 유부가 당긴다. 그리고 그날 저녁 식탁에는 유부초밥을 올린다.

"하루 일과를 끝낸 늙은 말은 먹이로 여물을 받고……"

'말은 참 맛있게 먹이를 먹지? 그리고 보면 여물 냄새가 참 좋단 말이야……' 이런 생각을 하면서 침을 꿀꺽 삼키는 자신이 무서워질 때도 있다. 게다가 더 무서운 것은 유사품을 창작해 보려는 열정이다. 호밀가루에 버터를 섞고 소금과 찬물을 넣어 반죽한 뒤 굽는다. 그리고 다 구워진 크래커의 냄새를 맡으며 "와! 밀짚 향기에 말린 풀 냄새가 나!"라고 감탄한다. 나 같은 독자를 둔 문필가는 자신의 책이 요리책으로도 활용된다는 사실을 알면 과연 어떤 기분이 들까?

나의 뇌와 나의 식욕은 나이를 먹으면서 또 다른 뇌세포와 합체를 시작한 듯 식물 유전자학의 체세포나 게놈 구성 기호를 봐도 식욕이 발동한다. 식욕은 성욕과 가장 가깝다는 이야기를 들은 적이 있지만 내 경우에는 실감이 나지 않는다. 내 뇌세포 속에서 식욕과 성욕은 완전히 분리되고 독자적으로 진화하고 있다. 반면에 문자와 식욕은 독자적으로 진화하지 않고 동반 진화를 계속하는데 그 기원은 어렸을 때 읽은 그림책 『모모타로 桃太郞』(복숭아에서 태어난 모모타로라는 소년이 기장 경단으로 개, 원숭이, 꿩을 부하로 삼아 도깨비를 퇴치한다는 일본 동화 _옮긴이)』에 있다.

30여 년 전 나도 기장 경단이 먹고 싶었다. 딱 한 입만이라도 좋으니 먹어 보고 싶었다. 개, 원숭이, 꿩도 기장 경단을 받았는데 나는 조금도 받지 못했다. '음식에 대한 원한은 무섭다'는 말처럼 그 집착은 두려울 정도였고 나는 심지어 어른이 된 뒤에도 기장 경단을 포기하지 못했다. 그러다 꽤 오래 전에 자연 식품점의 잡곡 코너에서 처음으로 기장을 발견한 나는 그것을 잔뜩 사 가지고 돌아와 즐거운 마음으로 기장 경단을 만들었다. '모모타로의 기장 경단은 이런 맛이었을까?' 나는 몇 가지 유형으로 기장 경단 요리법을 만들었다. 하지만 그것으로 만족하지 못하고 결국 진짜 '모모타로의 기장 경단'을 찾기 시작했다.

오카야마岡山에서 잡곡 가공업을 하는 지인의 이야기를 들어 보니 '모모타로의 기장 경단'은 기장이 아니라 수수를 찧어서 만든 떡이라고 했다. 그러나 수수만 가지고는 찰기가 생기더라도 금방 풀어져 떡의 모양이 제대로 나오지 않는다. 그래서 다른 찰기 있는 곡물이 필요하다. 그 곡물이 조인지 기장인지 쌀인지 알 수 없는 일이고 어쩌면 다른 곡물을 섞지 않았는지도 모른다. 그러나 기장 경단이 수수로 만든 떡이라고 하면 색깔은 노랗지 않고 팥색이어야 하는데 나는 지금도 그림책의 기장 경단이 노란색이었던 것을 기억한다. 그리고 경단이라고 부르는 식품에는 찰기가 적은 곡물을 사용할 때가 많기 때문에 그런 곡물로도 만들어 봤고 알갱이를 찧는다는 '입식' 형태가 아니라 증기로 가루를 찌는 '분식粉食' 기장 경단도 만들어 봤다. 하지만 시간이 지나면 모두 딱딱해져서 장기 여행을 위한 식량으로는 적합하지 않다고 생각되었다. 그래서 말랑말랑한 상태를 계속 유지할 수 있는 규히 求肥 (찹쌀가루에 물엿이나 설탕을 넣고 조리면서 반투명하게 될 때까지 개어 얇게 빚은 일본 과자. 말랑말랑하고 탄력이 있다 _옮긴이) 형식의 기장 경단도 만들어 봤다. 그러나 이것은 무척 많은 설탕이 필요하기 때문에 산에서 나무를 베는 할아버지와 강에서 빨래하는 할머니의 수입으로는 무리라고 보고 제외했다. 그러다 이런 나 자신의 집착에 스스로도 질려 버렸다.

오카야마에는 모모타로의 기장 경단을 만드는 업체가 수십 곳이 있으며 다양한 유형의 모모타로 기장 경단을 만들어 판매한다는 이야기를 들었다. 뛰는 사람 위에 나는 사람이 있다고 감탄했지만 그런 것들은 관광객 선물용이라고 했다. 그러니 내가 추구하는 모모타로의 기장 경단과는 조금 다른 것일 것이다.

찰기가 있는 수수의 기원을 거슬러 올라가면 약 4천 년 전에 아프리카에서 서부 인도로 전래되었고 다시 동남아시아와 동아시아까지 확산된 듯하다. 사카모토 사다오 阪本 寧男 가 쓴 『떡의 문화지 モチの文化誌』에 따르면 중국에서는 남부로 갈수록 찰수수의 비율이 높아지고 한국과 일본은 수수의 품종이 대부분 찰수수라고 한다. 또 이 책에는 찰기장의 지리적 분포는 아직 알려진 바가 드물다고도 나와 있다. 현재로서는 중국, 한국, 일본에 찰기장이 분포하는 것이 분명한 듯하다. 수수와 기장은 같은 볏과 식물이기는 하지만 기원과 생태가 완전히 다르다. 찰기 있는 곡물이 일본

에 전래된 경로에서 공통분모를 찾아낼 수는 있지만 완성된 떡의 식감은 크게 다르다. 찰기장으로 만든 떡은 부드러운 노란색이지만 수수로 만든 경단은 푸석푸석한 적갈색이 된다. 떡이라는 것은 '상서로운 날' 먹는 음식인데 경단은 '상서롭지 못한 날' 먹는 간식이다. 하지만 나는 역시 할아버지와 할머니가 하늘이 내려준 자식이나 다름없는 모모타로의 여행을 위해 만든 음식이 상서롭지 못한 날에 먹는 경단이라고는 생각하고 싶지 않다. 모모타로의 기장 경단은 노란색이어야 한다.

내가 노란색 기장 경단에 이상하리만치 집착한다는 것을 알고 오카야마에 사는 영농 지도원이 눈이 번쩍 뜨이는 기장 경단을 보내 주셨다. 노란색도 적갈색도 아닌 녹갈색 기장 경단이었다. "오카야마의 포도 기장 경단을 드셔 보셔야죠."라는 그분의 마음에 몸 둘 바를 몰랐다. 기장 경단의 종류는 정말 무궁무진했다.

나는 오카야마의 제분소에서 기장을 찧어서 경단을 만들고 잣나무 잎으로 싸 봤다. 단오에 먹는 잣떡과 모모타로의 기장 경단을 합친 것이다. 2월 입춘에도 기장으로 떡을 만든다. 이 역시 모모타로와 관련이 있다. 입춘에 만드는 기장 경단에는 푸르대콩가루를 잔뜩 묻히는데 이는 콩을 던져 귀신을 쫓는 행사와도 관계가 있다. 마치 휘파람새떡(팥소가 든 찰떡에 푸른 콩고물을 묻힌 일본 떡 _옮긴이) 같은 기장 경단을 만드는 것이다. 이렇게 계절이 바뀌는 절분 때는 만들어진 음식을 사지 않고 나름대로 의미를 부여해 다른 집과는 다른 행사 음식을 만든다. 참고로 삼짇날에는 상서로운 음식인 고대 쌀을 찧어 떡을 만든다.

　　　　딸아이는 어렸을 때 다른 집에서 먹는 것과 같은 음식을 먹고 싶어 했다. 내가 독단과 편견으로 독자성을 가득 담아 만드는 '개성적'인 음식으로는 유행에서 뒤처지는 듯해 소외감을 느꼈던 것 같다. 솔직히 조금 불쌍하다고 생각한 적도 있었다. 전통식 같은 정통 음식도 아니었기 때문에 조금 마음에 걸리는 부분도 있었다. 그러나 익숙해진다는 것은 참으로 무서운 일이어서 지금은 우리 아이도 그 어머니에 그 딸이 다 되었다. "엄마, 과자는 찰기 있는 걸로 만들어야 해. 알았지?"하고 명령하는 딸을 보면 이제 다 컸구나 싶다.

야생 효모로
빵을 만들자

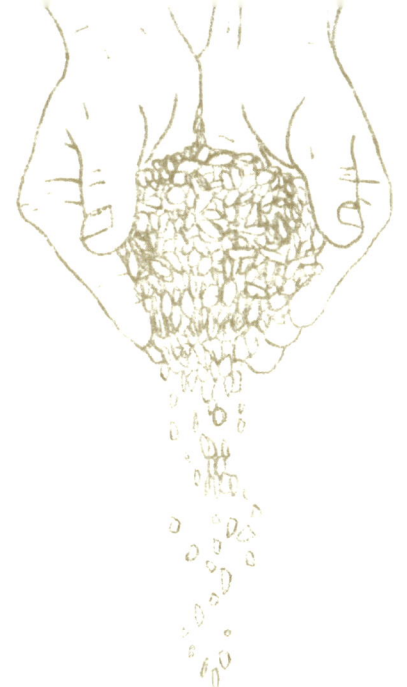

밀 애호가인 내가 사람만 보면 자랑하고 퍼트리려고 하는 '밀가루 펫 pet' 활용법을 소개할까 한다. 살아 있고 먹이도 먹고 일도 하며 잘 돌보면 나를 따르고 내버려 두면 투정도 부리는 문자 그대로 애완동물 같은 생밀가루 경단이다. 한 주먹 쥐어 빵 반죽을 만들면 분말 효모나 이스트 yeast 같은 시판용 발효 원종 元種 을 일체 넣지 않아도 놀라운 발효력을 보여 준다. 게다가 남은 것에 밀가루와 물을 넣고 반죽해 냉장고에 넣어 두면 다시 빵 반죽을 발효시키는 생밀가루 경단이 된다. 말하자면 영원히 쓸 수 있는 빵 발효 원종이 되는 것이다. 그 원리는 별로 새로울 것도 없는 오히려 고전적인 발효법으로 독일에서 호밀빵을 만들 때 사용하는 '사워도법 sourdough method (밀가루나 호밀가루 반죽에 유산균과 효모를 주체로 복수의 미생물을 함께 배양시켜 빵을 만드는 전통적인 제법 _옮긴이)'이나 중국에서 바오즈 包子 (중국식 왕만두)와 만두피를 만들 때 이용하는 '노면법 老麵法 (충분히 발효된 옛 반죽을 이스트 대용품으로 새 반죽에 넣는 방법 _옮긴이)'과 거의 똑같다고 해도 무방하다.

　　밀은 원래 발효력이 있는 천연 효모를 가지고 있으며 공기 중에도 많은 야생 효모가 있다. 밀가루에 물을 넣고 반죽한 뒤 방치해 효모의 힘으로 자연 발효시킨 것이 이 빵효모의 바탕이다. 발효력을 높이기 위해 며칠에 걸쳐 '밀가루와 물을 넣고 반죽하기'를 반복하며 좋은 상태가 되도록 만드는 과정이 필요하다. 필요한 재료는 밀가루와 물뿐이며 필요한 조건은 온도와 시간과 약간의 행운이다. 그리고 최종적으로는 밀가루 각각의 특성을 꿰뚫어 보는 경험과 좋은 발효 향을 알아낼 수 있는 '감'에 가까운 감각이 중요하다.

　　밀가루 상표에 따라 발효 성질이 각각 다르며 온도, 습도, 시간, 기간도 매번 변화하므로 만들 때마다 항상 다른 결과가 나온다. 그래서 매번 다른 대응을 해야 하기 때문에 지금으로서는 "이것하고 이것을 몇 g씩 넣고 몇 도의 온도에서 몇 시간 동안 발효시키면 누구나 만들 수 있어요."라는 명확한 매뉴얼을 만들 자신이 없다. 그러나 살아 있는 생밀가루 경단은 분명히 만들 수 있다. 하루 동안 상온에 방치해 세 배쯤 크게 부풀어 오르고 빵 냄새를 폴폴 풍기게 되면 '애완동물'이라 부를 수 있는 영구 원종이 완성된다. 영구 원종이 완성되었으면 냉장고에 보관한다.

여러분이 이 애완동물 만들기에 도전했다고 가정하자. 2~3일 지나면 기포가 올라오며 왠지 모르게 발효 향이 느껴질 것이다. 다만 익숙해지기 전까지는 그것이 잘된 발효인지 아니면 부패에 가까운 발효인지 판단하기 힘들다. 발효가 잘되면 결코 악취가 나지 않는다. 조금 시큼하면서 술 냄새 같은 기분이 드는 좋은 냄새가 난다. 하지만 아무리 잘 표현한다 해도 글만으로 냄새를 정확히 판단하기는 힘들다. 하물며 반드시 좋은 균이 붙었다고 장담할 수도 없다. 부패된 원종으로는 맛있는 빵을 만들 수 없으니 만약 판단하기가 모호하거나 불안하다면 내가 개발한 방법으로 대처해 보자. 기포가 퐁퐁 올라온 밀가루 반죽에는 다양한 균이 붙어 살기에 빵효모의 토대가 갖춰진다. 발효가 제대로 되고 있는지 아닌지 판단하기 힘들더라도 겁먹을 필요는 없다. 시중에서 파는 드라이 이스트를 핀셋으로 한두 알 집어 반죽에 넣어 보자. 이렇게만 해도 발효는 정상적인 방향으로 궤도를 수정한다.

이쯤에서 잠시 이스트가 무엇인지 설명해야 할 듯하다. 이스트는 발효력이 특히 뛰어난 균을 단체로 순수 배양한 것이다. 균 자체는 균류에 속하는 단세포 균이라고 한다. 천연 효모빵은 자연계에 존재하는 다종다양한 균으로 천천히 발효시키기 때문에 깊고 복잡한 발효 과정을 거치며 감칠맛을 이끌어 낸다. 하지만 이스트 빵은 부풀어 오르는 속도가 빠른 단일 균이 단시간에 발효시켜 깊은 맛이나 복잡한 풍미는 없다. 그래도 이스트를 나쁘게 생각하지는 말자. 원래는 자연계에서 함께 사는 균의 일원이다. 말하자면 야생에서 태어났지만 애지중지 키워진 엘리트 균이라고 할 수 있다. 그렇다고 '이런 배신자!'라고 손가락질하지도 말자. 이스트 역시 다른 친구들과 같이 살고 싶을 것이다.

그러니까 한두 알이면 충분하긴 해도 서민 균들이 사는 반죽 속에서 같이 살게 해 주자. 누가 뭐래도 엘리트 균인지라 순식간에 서민 균들을 이끌어 발효를 정상화시킨다. 이스트를 한두 알 넣은 다음에는 물과 밀가루를 더 넣고 빵 반죽 정도의 굳기로 다시 반죽한다. 그리고 냉장고에 넣어 키우며 2~3일 정도 먹이를(물과 밀가루) 계속 준다. 그러다 보면 냉장고 안에서 빵 반죽처럼 말랑말랑하게 정상 발효될 것이다. 정상적으로 발효된 빵효모는 기포가 생기며 좋은 냄새를 풍긴다. 밀가루와 물을 10:6으로 섞어 귓불 정도의 굳기로 반죽해 놓으면 손에 지저분하게 들러붙는 일은 없다. 만약 발효가 정상적이지 않으면 밀가루와 물을 10:6으로 맞춰도 줄

줄 흘러내리며 손에 들러붙는다. 냄새도 고약하다. 냄새뿐만 아니라 감촉으로도 발효 상태를 판단하자.

지금까지의 이야기를 바탕으로 한 가지 예를 소개하겠다. 그러나 이것은 어디까지나 예일 뿐이며 이렇게 해야 한다는 지침서는 아니다. 밀가루의 종류에 따라 사정이 달라지며 계절에 따라서도 변한다.

A. 1일째 _ 밀가루 한 큰술과 물 두 큰술을 섞는다.

B. 2일째 _ 밀가루 한 큰술을 A에 섞는다.

C. 3일째 _ 밀가루 두 큰술과 물 한 큰술 그리고 이스트를 약간 섞는다.

다음날에 밀가루 100g과 물 60g 정도를 C에 섞고 반죽해 냉장고에 넣는다. 다음날도 마찬가지다. 그러다 보면 빵 반죽처럼 말랑말랑하게 발효되어 마침내 완성된다.

이 빵효모는 이점이 매우 크다. 먼저 '원종'에 돈이 들지 않는다. 결코 싸다고 할 수 없는 분말 원종을 따로 구입하지 않아도 밀가루와 물만으로 양을 늘리고 그 안에 사는 효모균을 증식시켜 영구적으로 사용할 수 있다. 일단 만들어 놓으면 한꺼번에 전부 다 쓰지 않는 한은 별로 힘들이지 않고 증식할 수 있으며 물과 밀가루를 반죽해 냉장고에서 보관하기만 해도 언제나 이용할 수 있는 빵효모가 된다. 그리고 사용할 때 탁구공 크기 정도만 남겨 놓으면 충분하다. 여기에 다시 밀가루 한 컵과 물 반 컵을 넣고 반죽해 냉장고에 하룻밤 재워 놓으면 그만이다. 그러나 이것은 어디까지나 기준을 제시한 것일 뿐이다. 예를 들어 빵효모가 성냥 머리 부분 정도밖에 남지 않았을 때 밀가루 1kg 물 500ml 섞어 장시간 숙성시키면 반드시 처음 상태로 되돌아온다. 시간이 촉박할 때는 따뜻한 곳에 반나절이나 하루 정도 두면 효모가 더 빠르게 증식한다. 반대로 온도가 낮은 곳에서는 천천히 증식한다. 그런데 사실은 저온에서 보관해야 절대 실패하지 않는다. 고온에서 과보호하다가 그만 과다 발효해 효모의 맛을 망치는 사람이 많다. 빵효모라고 하면 무조건 따뜻하게 해야 한다고 믿는 사람이 대부분인데 사실 시간은 더 걸려도 저온 발효가 더욱 훌륭한 결과물을 만든다. 이는 빵 발효 과정 전반에 걸쳐 해당되는 이야기로 무리하게 보온하면 시큼하고 푸석푸석한 천연 효모빵이 된다. 누구나 맛있다고 느껴야 맛있는 빵이라고 할 수 있지 않겠는가! 만약 누군가 효모빵이 시큼하고 딱딱하다고 외면한다면 이는 외면하는 사람의 미각이 정상이며 만드는 사람의 센스가 부족한 탓이라고 생각한다.

  그건 그렇고 빵효모에는 또 한 가지 이점이 있다. 밀가루와 물(그리고 공기) 이외의 발효원을 넣지 않기 때문에 순수하게 밀이 발효하며 만드는 감칠맛을 끌어낼 수 있고 그 밖에 쓸데없는 맛이 들어가지 않아 빵 만들기의 폭이 넓어진다. 가령 바게트나 캄파뉴Campagne는 밀가루, 물, 소금이라는 아주 단순한 재료로 만드는데 밀가루 이외의 발효 향을 더하면 밀가루의 소박한 맛과 향기를 제대로 즐길 수 없게 된다. 밀의 순수한 맛을 맛보고 싶다면 밀 이외의 재료에서 만든 천연 효모 분말이나 채소, 과일의 발효액, 이스트 따위를 넣지 말고 밀의 힘만으로 만들어야 한다. 그리고 빵 효모의 발효력은 이와 같은 기름기 적은 빵은 물론 설탕이나 우유, 달걀, 버터를 듬뿍 넣는 빵에도 최적이다. 독특한 맛이 없기 때문에 신선한 우유, 달걀, 버터의 향기를 해치지 않고 발효를 돕는 설탕의 힘을 빌려 최강의 발효력으로 말랑말랑하고 먹음직스러운 빵을 만들어 준다. 그래서 효모빵을 싫어하는 사람도 맛있게 먹는 빵을 만들 수 있다. 나는 채소나 과일의 힘을 빌려 만드는 쫄깃한 빵이나 묵직한 빵도 결코 싫어하지 않으며 때때로 만들어 먹기도 하지만 밀 이외의 발효 맛은 금방 질려 역시 나만의 빵 효모로 만드는 빵으로 되돌아가고 만다.

일반에 널리 퍼져 있는 천연 효모 분말 원종은 빵의 감칠맛의 한 요소인 알코올 발효를 억제하도록 만들어졌다. 알코올 발효가 지나치면 빵이 제대로 부풀지 않는 것은 사실이다. 그러나 알코올 발효 또한 발효력의 균형이 만들어 내는 자연스러운 감칠맛의 일부로서 꼭 필요하다는 것이 내 생각이다. 그리고 그쪽이 더 맛있다. 밀이 지닌 본래의 발효력은 고작 알코올 따위에 약해지지 않는다. 밀의 힘을 믿어 보자.

밀은 스스로 빵이 되는 힘을 지니고 있으며 물과 공기가 그 과정을 돕는다. 그러나 "밀가루는 스스로 발효합니다."라고 말해도 이해가 잘 되지 않는 사람도 많을 것이다. 실제로 일본에서 제분한 밀가루는 일반적으로 발효력이 약하다. 고속 롤러 제분으로 롤러의 마찰열이 가해지는 바람에 밀 속에 있는 효모가 약해진 탓은 아닐까 하고 생각한다.

그러나 외국에 살다 보면 오히려 잘 발효되지 않는 일본의 밀가루가 무척이나 그리워진다. 모국의 맛인 '수타 우동'을 만들려고 반죽을 만들어 잠시 놔두면 '그 놈'은 자기 멋대로 부풀어 올라 빵 반죽이 되려고 한다. "이것 참, 한시도 방심할 수가 없는 녀석이네. 넌 우동이라고, 알겠니?"라고 혼잣말을 하며 억지로 면을 뽑아 끓는 물에 데치지만 쫄깃쫄깃한 우동이 되지 않고 말랑말랑한 면이 완성된다. 우동을 완성해 드디어 면을 입에 넣고 씹으면 쫄깃함이 느껴지지 않아 도저히 맛있다고 할 수 없다. 이것만으로도 다시 일본으로 돌아가고 싶다는 기분이 든다.

또 하루는 군만두가 먹고 싶어서 만두피를 만들었는데 반죽이 멋대로 부풀어 올라 결국은 바오즈가 되었다. 본의 아니게 만든 바오즈를 신기하게 쳐다보는 서양 사람들에게 나눠 주니 그들은 "참 신기한 빵이네요!"라며 절찬했다. 하지만 나는 정작 초간장이 절실히 생각나 어쩔 수 없이 부엌 한 구석에서 원래 군만두였던 찐만두를 초간장에 찍어 먹었다. 그러자 그것이 또 신기하게 보였는지 "일본인은 이 빵을 간장에 찍어 먹나요?"라는 대답하기 곤란한 질문을 내게 했다. 뭐라고 말해야 할지 난감했던 나는 "밀가루에 따라서는 그러기도 해요."라는 이해하지 못할 대답을 하고 말았다.

일본의 밀가루는 옆으로 늘어나는 힘이 강해 면을 만드는 데 적합하다. 반면에 위로 늘어나려고 하는 발효력은 그다지 중요하게 여겨지지 않는다. 실제로 일본인은 밥이나 면 등 곡물의 찰기를 활용한 식품을 선호

하며 밥을 짓는 쌀도 찰기가 없는 인디카 Indica 종(월남쌀)이 아니라 자포니카 Japonica 종을 좋아한다. 일반적으로 동아시아와 동남아시아 지역 사람들은 찰기 있는 음식을 좋아하며 찰기 있는 곡물의 재배지도 대부분 이 지역이라고 한다. 그런데 유럽에서 떡에 가까운 식감을 지닌 빵을 발견한 적이 딱 한 번 있다. 겉보기는 파운드케이크처럼 생겨서 어디를 봐도 분명히 빵이었지만 입에 넣고 씹으면 시골 할머니가 만든 경단 같은 식감으로 바뀌는 재미있는 음식이었다. 맛도 완전히 우리 시골의 떡 맛이었다. 내 고향인 홋카이도의 음식 중에 '베코떡 べこ餅'이라는 것이 있다. 멥쌀가루와 찹쌀가루를 섞고 여기에 백설탕과 흑설탕으로 마치 소(홋카이도에서는 소를 베코라고 부른다) 가죽처럼 두 가지 색을 넣어 찐 떡이다. 그 빵은 이 베코떡과 아주 비슷한 맛이 났다.

　　나중에 이에나가 야스미쓰 家永泰 의『곡물 문화의 기원 穀物文化の起源』에서 맥아빵의 선조로 생각되는 부분을 발견하고 기원전에도 이미 다양한 빵이 있었음을 느꼈다. 그 부분을 인용해 보면 이렇다.

　　'바빌로니아에서는 고대 작물인 엠메르 Emmer (껍질이 매우 두꺼운 밀 같은 곡물. 기원전 1,000년경에 자취를 감추었다)로 전분 가루를 만들고 이것을 보리 싹 맥아 과 함께 찧은 다음 물을 넣고 반죽해 마르트브로토 맥아빵 와 비에르브로토 맥주빵 라는 일종의 빵을 만들었다. 그리고 여기에 필요한 만큼 물을 넣고 찧은 뒤 각종 약용 식물이나 육계 肉桂 같은 방향성 식물을 넣는다. 그리고 이것을 버드나무 가지로 짠 체로 거르고 항아리 안에서 자연 발효시킨

후 위에 뜬 불순물을 밀짚으로 흡착시킨 것으로 여겨진다(이에나가 씨도 마쓰야마 모스케松山茂助의 책을 참고했다).'

'보리의 싹과 곡물 빵으로 만드는 전통적인 맥주는 오늘날에도 '탈라Talla 맥주'라는 이름으로 귀중하게 남아 있다…….' 문장은 이렇게 이어진다. 아무래도 이 맥아빵이 맥주의 조상에 해당하는 모양이다. 고대 이집트에서는 빵으로 맥주를 만들었다고 알려졌는데 이것은 고대 바빌로니아에서 파생된 기술이라고 한다. 그렇게 생각하면 맥아빵은 원래 술을 만들기 위한 빵이 아니었나 싶다.

찰기 있는 곡물로 술을 만드는 지역은 아시아에 많지만 찰기 있는 식감의 재료에서 술을 만들었던 지역을 살펴보면 지중해 근방에서 중동까지 범위를 크게 확장할 수 있다는 가정도 성립할지 모른다. 유럽에서는 '맥주는 먹는 빵'이라고 하는데 보리에서 빵을 만들고 그 빵에서 술을 만들었던 고대 식문화를 한마디로 함축한 말이 아닐까 싶다. 동양에도 이와 같은 방식으로 곡물주를 만드는 문화가 있다. 쌀로 밥을 짓고 누룩 균으로 발효시켜 감주를 만든 뒤 그 감주를 다시 발효시켜 술을 만드는 전통적인 주조법이다. 양쪽 모두 곡물을 당화糖化시킨 다음 당을 발효의 힘으로 알코올화한다. 찰기가 없는 곡물보다 찰기 있는 곡물이 발효 뒤에 당도가 높아 알코올이 강한 술을 만들 수 있기 때문에 아시아에서는 찰기가 있는 곡물로 술을 만드는 곳이 많다.

곡물을 가공해 주식으로 바꾸고 그것을 술로 만든 다음 다시 초로 바꾸는 과정은 곡물의 발효력을 이용하는 동서양의 공통된 방법이었다. 그 발효력은 고대부터 빵뿐만 아니라 술과 식초에 이르기까지 다방면에 걸쳐 인간의 식생활에 크게 기여해 왔다. 광범위하고 긴 역사를 자랑하는 빵 만들기의 초창기에는 분말 효모 따위는 존재하지 않았을 것이다. 곡물이 본래 지닌 발효력과 공기 속의 야생 효모가 빵을 만드는 데 큰 역할을 담당했을 것이며 가장 오래된 재배 식물인 포도류의 효모의 힘을 빌린 정도였을 것이다.

내가 빵 만들 때 큰 역할을 차지하는 빵효모와 고대의 보리 문화에는 이러한 접점이 있는 것이다.

밀가루를 이용한
남은 재료 활용하기

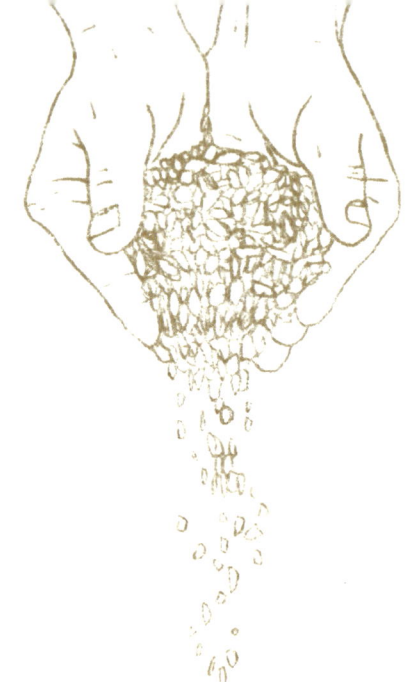

새우튀김이나 비프커틀릿 beef cutlet 같은 튀김 음식은 도시락에도 안성맞춤이어서 자주 만들게 된다. 먼저 밀가루를 묻히고 달걀을 풀어 그 속에 담갔다가 빵가루를 입혀 노릇노릇해질 때까지 튀기면 완성이다. 그다지 어려운 요리는 아니지만 요리를 하고 남은 밀가루와 달걀을 처치하는 것이 조금 골치 아프다. 밀가루에는 육류나 어패류의 수분이 묻어났을 테고 달걀에는 밀가루와 후추 등이 섞여 있어 크레이프나 핫케이크를 만들 수도 없고 달걀부침을 만들기도 곤란하다. 하지만 그렇다고 "에

잇, 귀찮으니 그냥 버리자!"라고는 절대 못한다. 여러분은 어떻게 하는가? 잘 활용하고 있는가? 남겨진 밀가루를 혹시 버리는 사람이 있다면 내가 소개하는 방법을 따라해 보기 바란다.

　　　먼저 냉장고를 샅샅이 뒤져서 뭔가 파란 것을 찾아 보자. 부추도 좋고 미나리도 좋고 파나 차조기라도 상관없다. 찾았으면 그것을 꺼내서 3~4cm 크기로 썰고 밀가루와 달걀을 입힌다. 달걀보다 채소가 훨씬 많아 파란 채소에 달걀옷이 얇게 입혀진 정도가 좋다. 다음에는 프라이팬에서 양면 모두 골고루 굽기만 하면 된다. 이것은 어디까지나 구운 채소이지 달걀부침도 아니고 스페니쉬 오믈렛 Spanish omelet 도 아니다. 적은 양의 달걀과 밀가루로 간신히 한 덩어리를 유지할 뿐인 분명한 채소 요리다. 이렇게 간단하게 만들 수 있는 요리지만 먹어 보면 깜짝 놀랄 만큼 맛있다. 이때 달걀의 양을 늘리면 채소가 들어간 달걀부침이 되어 완전히 다른 음식이 된다. 채소와 달걀의 양을 바꾸기만 해도 이렇게 맛이 달라진다. 그리고 이 요리는 요리해서 바로 먹어야 맛있고 간장을 살짝 쳐서 먹으면 더 좋다. 식으면 채소의 수분과 쓴맛이 배어나와 맛이 뚝 떨어진다.

　　　냉장고에 푸른 채소가 없다면 양파나 토마토를 얇게 썰어서 만들어도 되고 가지를 대각선으로 썰어서 만들어도 된다. 하지만 역시 푸른 채소가 골고루 평평하게 구워져서 좋다. 불은 너무 세게 하지 말고 채소의 색과 달걀의 노란색이 선명하게 남을 정도의 약한 불로 굽는다. 그래도 푸른 채소는 금방 구워진다. 아침 반찬으로도 좋고 정신없이 바빠서 따로 요리를 할 수 없을 때 도움이 된다. 역시 푸른 채소로 만드는 것이 가장 좋다.

또 밥에 얹어 먹는 산마 갈은 것도 너무 많이 남으면 곤란하다. 그다지 보기도 좋지 않고 쓴맛이 생겨서 맛도 떨어진다. 그럴 때는 바로 밀가루를 넣고 숟가락으로 잘 섞는다. 숟가락으로 떠서 기울였을 때 바로 떨어지지 않을 정도면 된다. 혹시 말린 새우나 말린 오징어, 차조기가 있으면 넣어 보자. 그리고 프라이팬에 튀김 기름을 부어 중온으로 가열하고 한 숟가락씩 떨어트려 노릇노릇하게 튀긴다. '확'하고 부풀어 올라 동그란 도넛 같은 모양이 될 것이다. 먹어 보면 안은 말랑말랑한 것이 정말로 맛있다. 이것은 식어도 맛있다.

방어나 정어리, 게르치의 양념 구이는 본격적으로 정성껏 만들려면 의외로 손이 많이 간다. 시간이 없거나 간단하게 만들고 싶다면 생선의 수분을 키친타월로 잘 닦은 다음 아주 얇게 밀가루를 입힌다. 필요 이상으로 묻은 밀가루는 마른 솔로 턴 다음 굽는다. 그리고 간장, 설탕, 맛술을 살짝 졸여서 생선이 다 구워졌을 때쯤 바른다. 밀가루 덕분에 양념이 잘 발라진다. 이렇게 하면 순식간에 양념 구이가 완성된다. 소금구이만큼 쉽게 요리할 수 있다.

파스타나 만두피를 직접 만들고 싶지만 가지고 있는 밀가루가 박력분일 때가 있다. 그렇다고 강력분을 사러 가기도 귀찮다면 물과 밀가루만으로 반죽을 만들어 물에 담그고 씻는다. 그러면 물이 점점 흐려지며 밀의 전분질만 떨어져 나간다. 중량이 10% 정도 줄면 물기를 빼고 다시 한

번 잘 반죽한다. 그러면 탄력 있는 반죽이 되는데 밀의 글루텐gluten이 증가하기 때문이다. 빵을 만들 때도 이 방법을 응용할 수 있다. 일본산 밀은 빵으로 만들기에는 글루텐이 조금 부족한 것이 많다. 강력분에 가깝게 만들고 싶으면 씻어서 전분을 떨어트린다. 그런 다음 맛을 내거나 발효시키면 된다.

　　밀가루에 대해 쓰기 시작하면 나는 정말 쓸 내용이 끝도 없이 많다. 내가 왜 밀이라는 식물에 비정상적일 정도로 애착하는지 사실 나도 잘 모른다. 밀밭에는 사람의 마음을 사로잡는 정령이 있는지도 모르겠다.

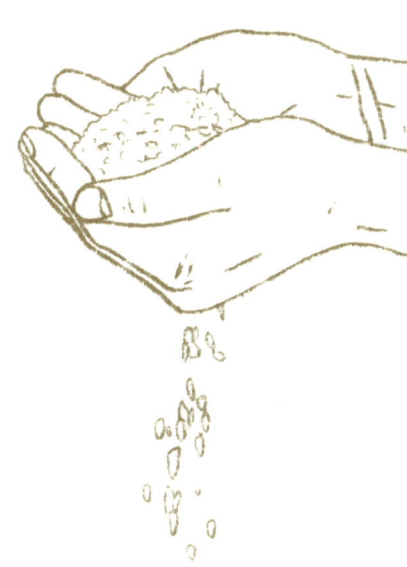

02

계절에 맞는*
식탁을 차리자

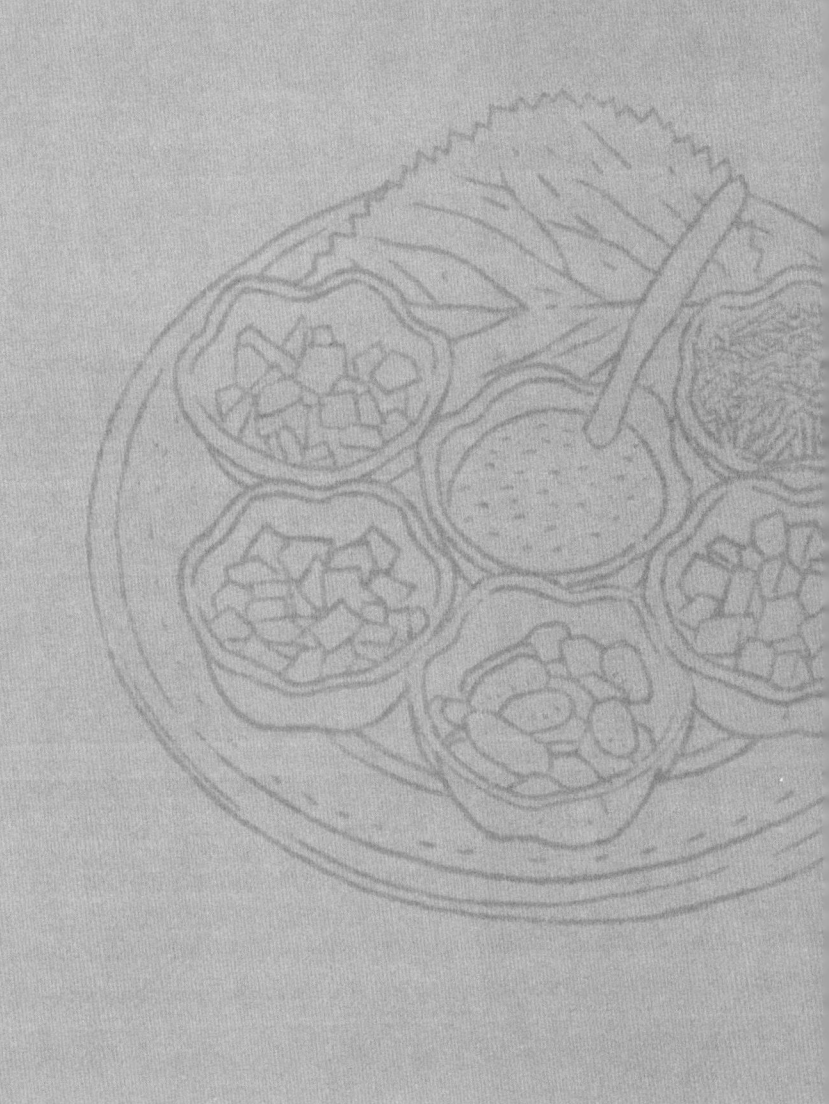

제철 음식으로
건강을 되찾자

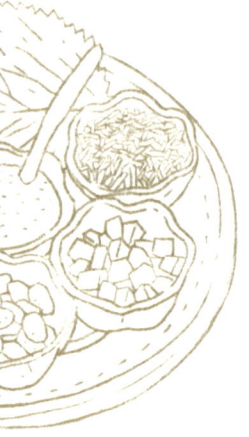
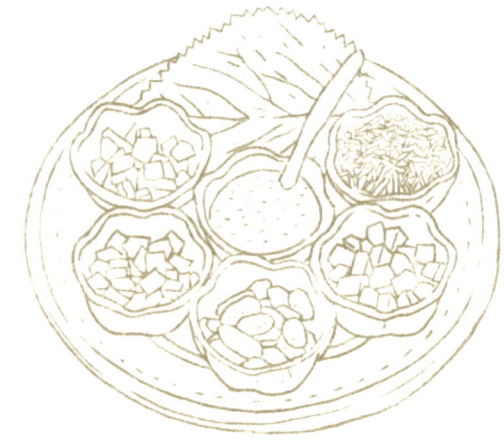

나는 결코 살이 찌지 않았다. 160cm에 가까운 키에 오랫동안 찌지도 마르지도 않고 항상 몸무게 45kg을 유지한다. 남들이 보기에는 오히려 뼈밖에 없는 사람처럼 보일 것이다. 도저히 빵과 과자, 요리를 만드는 일을 하는 사람으로는 보이지 않는다는 말을 자주 듣는다. 내심 먹고 싶은 만큼 먹어도 살이 찌지 않으니 별 수 없다고 생각하는데 식욕만큼은 보통 사람들보다 훨씬 강하다. 나 자신도 놀랄 정도로 뭐든지 잘 먹는다. 보통 사람들은 결코 먹지 않는 음식에까지 식욕이 마구 솟는다.

봄이 되면 마당에는 별꽃이 싱그럽게 자란다. 그러면 나는 딸이 기르는 잉꼬, 파랑이에게 주려고 살이 통통하게 오른 별꽃을 꺾는다. 태양과 봄의 온기를 흡수한 별꽃은 머리에 녹색 꽃봉오리가 맺히고 싱싱한 이파리가 통통하게 자랐다. 어떤 것은 엄지 손톱만 한 크기까지 자라기도 한다. 손으로 꺾을 때마다 자연의 향기가 가득 퍼지고 따스함을 간직한 흙냄새도 느껴진다. 아침에 채소를 주는 시간을 잘 알고 있는 파랑이는 벌써부터 날개를 퍼덕이며 기다리고 있다. 그런데 무서운 것은 그 다음이다. 퍼뜩 정신을 차려 보면 냄비에 물을 끓여 갓 딴 별꽃을 데치고는 작은 그릇에 담아 간장을 치고 있다. 그리고 어느새 잉꼬에게 줄 것은 남아 있지 않다. 역한 냄새가 없고 은근히 달콤한 맛이 나는 별꽃을 젓가락으로 집어 올리면 그야말로 봄이 느껴진다. 옆에서는 파랑이가 새장 안을 이리저리 날아다니며 소란을 피운다.

봄에 절정기를 맞이하는 민들레는 마치 해님의 자녀 같다. 씨앗이 바람에 날리며 갑자기 공터에 민들레 밭이 나타나기도 하는데 그러면 나는 흰 솜털이 생기기 전에 민들레를 수확하러 간다. 싱싱한 이파리를 잔뜩 꺾어 와서는 데쳐서 쓴맛을 빼고 쿠키 반죽에 섞는다. 그러면 아주 맛있는 쿠키가 만들어진다. 재료비는 공짜다. 맛이 무척 좋아서 나는 이 민들레 쿠키를 가게에 내놓고 봄철 쿠키로 팔았다. 민들레 쿠키는 정말 잘 팔렸다. 심지어 다른 계절에도 주문이 대량으로 들어왔다. "이미 가을이라 민들레 쿠키는 없습니다."라고 대답하자 "아니, 장사를 하면서 왜 물건을 들여놓지 않는 겁니까?"라며 화를 내는 손님도 있었다. 소비자는 참으로 재미있는 존재다. 민들레는 하우스에서 재배하는 채소가 아니건만 그런 상식이 통하지 않는다. 지금까지 나는 너무 잘 팔려서 여러 가지로 짜증나는 일이 생기는 바람에 그만두거나 문을 닫은 적이 많다. 잘난 척하는 것이 아니라 제대로 만든 음식으로 장사를 하면, 너무 잘 팔려서 수요를 따라잡지 못하기 때문이다.

나는 흙냄새를 맡으면 이상할 정도로 식욕이 샘솟는다. 당근이나 우엉 따위에 붙어 있는 진흙에서 흙냄새가 풍기면 나도 모르게 침을 꿀꺽 삼킨다. 방금 갈아엎은 밭의 냄새가 왠지 맛있는 냄새로 느껴진다. 언젠가는 20년간 살고 있는 작은 우리 마을에서 향기로운 흙냄새가 풍겨와 '아, 누가 아침에 딴 채소를 팔러 나왔구나!'하고 냄새가 나는 방향을 찾아가 보니 한창 수도 공사를 하는 중이었다. 수도관에서 풍기는 갓 갈아엎은 흙냄새가 일대에 가득했다. '와, 수도관 냄새가 참 먹음직스럽네…….' 지금 생각해도 그때는 내가 제정신이 아니었던 것 같다.

제철의 맛은 입으로만 즐기는 것이 아니다. 눈과 귀, 온도와 습도를 느끼는 피부 등 몸 전체가 맛있다고 느껴야 제철 음식이라고 생각한다. 내리쬐는 해님을 '소스'로 삼고 깊은 가을의 빗소리를 '양념'으로 삼고 매화의 향기가 은은하게 실려 오는 바람으로 테이블을 세팅한다. 그렇게 입뿐만이 아니라 몸 전체로 제철의 맛을 즐긴다. 같은 채소라도 갓 따와서 끓는 물에 바로 데친 것과 냉장고에 넣어 뒀다가 데친 것은 빛깔이나 향기가 완전히 다르다. 팔팔 끓는 물에 갓 수확한 채소를 넣으면 그 순간 흙냄새와 신록의 향기가 흰 수증기가 되어 올라온다. 그리고 채소는 투명하게 느껴질 정도로 선명한 녹색이 된다.

갓 따온 채소에 깃들어 있는 영기靈氣는 뜨거운 물에 잠시 담가 채소 안에 가두는 것이 채소 무침을 만드는 준비 단계다. 소스의 맛은 달콤하든 매콤하든 아무래도 상관없다. 피어오르는 수증기의 향기와 눈을 찌를 듯 선명한 녹색이 가장 맛있는 부분이다. 제철의 채소는 귀와 코로 맛본다. 이것이 흙에서 태어나 해님을 향해 뻗으며 이파리를 살찌운 따뜻한 계절의 꽃봉오리와 새싹을 먹는 법이다. 즉 해님을 먹는 법이다. 반대로 흙 속으로 뻗는 뿌리채소는 은근히 조리거나 쪄서 바깥쪽에서 안쪽으로 천천히 맛을 가둔다. 이것은 해님에게서 태어나 지구의 중심으로 뻗어가려 하는 서늘한 계절의 뿌리채소를 먹는 법이다. 즉 흙을 먹는 법이다. 흙이 따뜻하게 감싸 준 뿌리에 깃든 흙의 온기를 먹는 것이다. 센노리큐千利休(다도의 창시자_옮긴이)의 찻물을 만들 때 명심해야 할 점을 잠시 인용하자면 '여름에는 아주 시원한 듯이 겨울에는 아주 따뜻한 듯이' 만들어 먹는 것이 제철 음식에 대한 식욕을 대하는 올바른 매너다. 그리고 제철 음식에는 더울 때는 몸을 차갑게 하는 요소가 추울 때는 몸을 따뜻하게 하는 요소가 들어 있다. 제철 음식은 이렇듯 몸과 마음을 배려한다.

제철 음식 이외에 몸과 마음을 건강하게 만드는 자연의 선물이 있다. 제철과는 완전히 반대 위치에 있는 단경기端境期다. 단경기는 작물의 철이 끝나 이제 그것이 '없는' 계절을 가리킨다. 먹고 싶어도 먹지 못하는 것 역시 몸과 마음에 대한 배려다. 어떤 음식이든 몸과 마음에 대한 효용성과 함께 과다 섭취에 따른 폐해가 있다. 단경기는 그 나쁜 독을 없애는 작용을 한다. 먹는 것만이 영양이 아니라 먹지 않는 것도 영양인 것이다. 제철 음식을 맛있게 먹는 데 단경기는 꼭 필요한 요소다. 없는 것도 한편으로 고마운 일이다. 없을 때가 있기에 있는 것이 더욱 고맙게 느껴지기 때문이다. 그럼 일 년 내내 가게에서 토마토, 오이, 시금치를 파는 것을 과연 고마워해야 할까, 아니면 원망해야 할까? 아마도 채소로서는 '고맙지만 난처한' 기분일 것이다.

사람들에게 인기가 많은 작물은 가게 진열대에 자주 놓인다. 제철 작물은 특별 손님 취급이다. 가게에서 자주 보는 작물도 제철이 있지만 귀한 대접을 받지 못하고 사람들이 고마워하지도 않는다. 단경기가 없다는 것은 작물에나 사람에게나 불행한 일이다. 사람의 몸이 독을 없앨 시간을 갖지 못하기 때문이다. 일 년 내내 가게 앞 진열대에 놓이는 시금치보다 흙의 주기에 맞춰 자라는 정원의 별꽃이나 들판의 민들레가 훨씬 생기 넘치고 맛있다. 밟히면서도 끈질기게 자라는 쪽이 억지로 보호받으며 키워지는 것보다 훨씬 행복하지 않을까?

봄 식탁으로
간을 보호하자

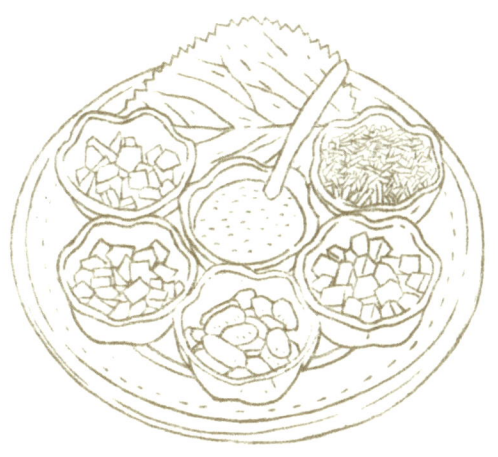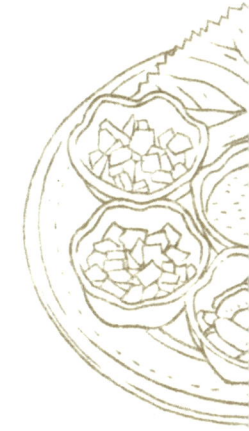

대지에 식물이 한가득 싹을 틔우고 벌레와 동물들도 활동을 시작하는 계절. 인간인 우리도 왠지 꿈틀꿈틀 솟는 야성을 느껴 얌전히 집안에 있기가 괴로워진다. 그래서 너도나도 꽃놀이며 봄 소풍, 이사, 입학식, 화분증 같은 '야성'을 발산하는 행위를 반복한다.

봄은 종족 보존 본능에 따라 다양한 생명이 번식 행위를 시작하는 계절이기도 하다. 작은 새나 고양이뿐만 아니라 사람 역시 사랑을 갈구한다. 따뜻한 햇살 아래서 사랑을 속삭이는 젊은 한 쌍을 바라보며 '나이는 먹었지만 나도 다시 한 번……'이라고 결의를 새롭게 하는 계절이기도 하다.

푸른 봄이라고 쓰면 청춘靑春이 된다. 봄의 푸름은 남녀노소를 가리지 않고 평등하게 찾아온다. 설령 사랑은 불발로 끝나더라도 식탁 위는 푸른 봄이다. 쑥, 유채꽃, 미나리, 고사리, 달래, 두릅……. 봄의 기운이 넘치게 만들며 하늘을 향해 자라는 어린 잎을 먹는 것이 봄철의 몸과 마음에는 가장 좋다. 봄에는 축하연이나 가족끼리 특별한 식사를 할 기회도 늘어나는데 이럴 때 자주 식탁에 오르는 치라시즈시 ちらしずし (밥 위에 생선회와 달걀부침, 채소, 김 등을 올려놓거나 섞은 초밥 _옮긴이)와 초밥, 대합국은 사실 그 자체가 봄의 건강식이다.

이 계절의 생명력을 주로 관장하는 장기는 '간'이다. 눈과 근육과 신경을 관장하는 간은 이 시기에 무척 바빠진다. 열심히 일한 만큼 금방 피곤해지는데 이때 푸른 잎 채소와 신맛 나는 음식이 지친 간 기능을 보양해준다. 그 밖에 등 푸른 생선도 효과가 있다. 하지만 신맛을 과다 섭취하면 비장에 좋지 않으니 몸에 좋다고는 해도 신 음식은 적당히 먹도록 하자. 마시는 식초라면 매일 소주잔 한 잔 정도면 충분하다. 레몬즙, 매실 절임, 과일 등에도 산이 많이 들어 있으니 이것을 먹으면 저것은 삼가는 식으로 평소 스스로 조절해야 한다. 산은 칼슘 흡수를 도우므로 생선과 유제품, 콩, 해초와 같이 먹는 것도 추천한다.

간이 약해지면 얼굴색이 검어지고 눈 밑에 다크 서클이 생긴다. 간이 약해져 그런 증상이 나타나면 뜨겁던 사랑도 식을 것이다. 심하면 코 밑에 검버섯의 원인인 멜라닌 색소가 침착해 마치 수염이 난 것처럼 보인다. 이쯤 되면 연애가 문제가 아니다. 보양에 신경을 쓰는데도 개선되지 않는다면 바로 전문의와 상담하는 편이 좋다. 사랑은 언제라도 할 수 있다. 그러니 먼저 검버섯을 없애는 것이 급선무다. 간의 건강은 손톱으로도 알 수 있다. 손톱이 잘 깨진다면 간에 신경을 쓰자.

이 계절에 가장 말썽을 부리는 개구쟁이는 '바람'이다. 바람이 싣고 오는 꽃가루를 원망하기 전에 꽃가루에 지지 않도록 체질을 바꾸자. 동시에 기관지 계통을 관장하는 폐도 보양하도록 양배추, 무, 파, 두릅 등의 옅은 색 채소를 섭취하는 것도 잊지 말자. 꽃가루에 약한 사람은 밀이나 찹쌀을 삼가고 쌀에 율무를 약간 섞어 지은 밥을 먹는 것을 추천한다. 그런데 미용과 다이어트에 좋은 영양 덩어리라며 인기가 좋은 율무도 조금씩 먹는 것이 중요하다. 하루에 큰 숟가락으로 하나 정도면 충분하다. 율무는 배란을 촉진하는 작용도 있으므로 유산되기 쉬운 사람이나 임신 중인 여성은 주의해야 한다. 그런 사람은 믿을 수 있는 한방 상담 창구에서 조언을 받은 뒤 율무차나 율무죽을 즐기자. 몸에 좋은 음식도 때와 장소와 개인에 따라서는 해로울 수 있다. 소금이나 마늘도 먹기에 따라서는 독도 되고 약도 된다. 모든 재료가 마찬가지다.

　　밖에는 드러내지 못하는 골치 아픈 봄의 증상이 있다. 흔히 5월병이라고도 하는데 일을 해야 할 간이 좀처럼 의욕적으로 일하지 않아 생기는 우울한 기분이다. 반대로 간이 너무 열심히 일한 뒤에 일어나는 것이 자율신경실조증이다. 마음이 초조해지고 걸핏하면 화를 내게 된다. 몸이 아픈 것도 가려운 것도 아닌 신경의 부조不調는 참으로 괴로운 일이다. 게다가 타인에게까지 폐를 끼치기도 해 더욱 우울해진다. 이럴 때는 자신을 책망하기 전에 간을 나쁜 놈으로 만들자. 이놈이 약해져서 그런 것이라고 생각하면 조금은 마음이 편해진다. 또는 바람 탓으로 돌려도 된다. 그래도 역시 괴롭다면 한의사나 한방 약국을 찾아가 상담하자(한약이 준비된 정도의 일반 약국은 제외한다). 올바른 지식과 약을 갖춘 곳이라면 몸의 통증과 동시에 몸속에 숨어 있는 아픔(아픔이라고는 하지 않지만)을 이해해 줄 것이다. 증상다운 증상도 없어 도대체 어떻게 상담을 해야 할지 난감하겠지만 '밤에 잠을 잘 못 잔다.', '권태감이 사라지지 않는다.' 같은 작은 증상이라도 상관없다. 작은 증상이라도 전문가라면 그것을 실마리로 모든 것을 꿰뚫어 볼 것이다. 신경이 문제인 병은 한의학의 전문 분야이기도 하다. 큰 문제로 이어지기 전에 동양의 지혜에 의지하는 것이 여러분을 위한 길이다.

　　나는 5월에 매우 약하다. 봄 날씨처럼 기분이 마구 들떴다가 가라앉았다가 종잡을 수가 없다. 큰 실수를 하는 시기도 꼭 5월이다. '가벼운' 얘이기는 하지만 현금, 신용카드, 은행 인출 카드, 인감 증명 등이 다 들어 있는 지갑을 잃어버린 적이 있다. 정말 눈앞이 캄캄했다. 은행, 카드 회사, 경찰서로 뛰어다니며 분실 신고를 마치고 이제부터 어떻게 살아야 할지 난감해져 창백해진 얼굴로 코트를 입은 순간 전날 입었던 겨울용 코트의 주머니에서 잃어버린 줄만 알았던 지갑이 나왔다. 그러자 다른 의미에서 다시 눈앞이 캄캄해졌다. 다시 은행, 카드 회사, 경찰서로 동분서주를……. 봄의 불안정한 날씨는 사람의 마음도 불안정하게 만든다. 카드 회사에 분실물을 발견했다고 연락하고 고개를 숙여 사과하니 "괜찮습니다. 요즘 같은 계절에는 비슷한 사건이 자주 일어나거든요."라며 나를 위로해 줬다. 봄만 되면 눈앞이 캄캄해지고 얼굴이 파래지는 사람이 나만은 아닌 모양이다. 어쨌든 봄에 파란 것은 채소로 충분했으면 한다.

신경 계통의 부조에는 백합근이 좋다. 백합근의 제철은 겨울이지만 전분질이 풍부한 감자류라서 보존성이 비교적 좋다. 끓는 물에 살짝 데쳐서 냉동시켜 놓았다가 밥이나 튀김을 만들어 먹어도 좋다. 끓는 물에 데친 것을 으깨서 단맛을 넣고 충분히 이겨 백합근소로 만든 다음 냉동 보관하는 것도 좋다. 팥소처럼 떡을 만드는 데 쓸 수 있다.

겨울에 수확한 백합근을 냉장고에서 보존하면 5월에는 뿌리에서 흰 싹이 돋아난다. 생명력이 강한 뿌리다. 백합 꽃잎과 아주 비슷한 귀여운 작은 싹들을 있는 힘껏 뻗으려 한다. 그 모습을 보면 먹기가 미안해져 마당에 심고 자손 번영을 기원하게 된다. 참나리라서 그다지 꽃이 예쁘지는 않지만 뿌리는 겨울에 캐서 먹을 수 있다.

나는 역시 백합과 식물 중에 산부추와 산파도 키우고 있다. 식욕을 증진시키고 힘을 내게 하는 채소다. 둘 다 야생하던 것을 얻었기 때문에 잡초처럼 내버려 둔다. 또 야생 파드득나물도 얻어서 응달에서 키우며 국을 만들 때 필요한 만큼만 따서 먹고 있다.

여름 식탁으로
몸의 열기와
수분을 조절하자

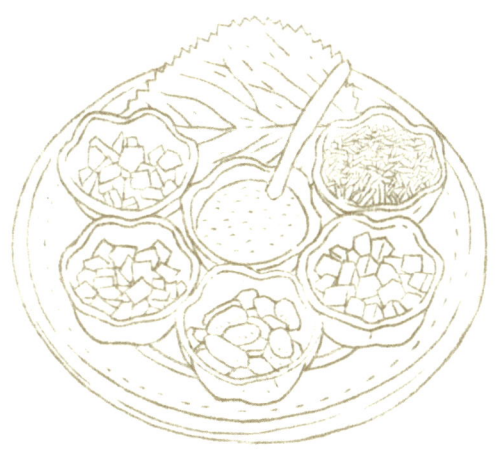
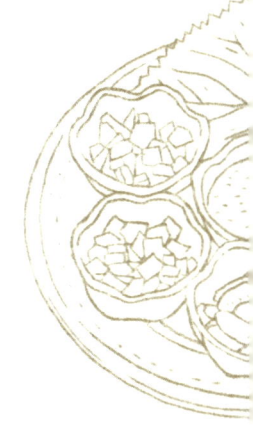

푸른색이 완연해진 밭작물이 쑥쑥 자라는 모습에 해마다 늘 놀라게 되는 여름. 식물은 그렇지만 항온 동물인 인간은 더위를 먹었네, 더워서 잠이 안 오네, 이불을 안 덮고 자다가 배탈이 났네 하며 그다지 여름이 고맙지 않은 듯하다. 그러나 우리 항온 동물도 식물과 마찬가지로 여름에 신진대사가 활발해진다. 먼저 열기를 내보내고 수분을 보충하기 위해 식탁에 시원함을 주는 여름 채소의 수를 늘린다. 토마토와 오이, 상추, 무, 가지……. 잎 중심의 채소보다는 결실을 맺어 수분을 함유한 채소가 중심이 되는 계절이다. 또 과일 중에서는 수박과 멜론이 맛있는 계절이다. 몸의 열을 식히고 수분 보충에 도움을 준다. 냉국수와 소면, 메밀국수 같은 곡물도 몸을 시원하게 한다. 그 밖에 두부나 녹두 당면도 '먹는 에어컨'이다.

그러나 찬 성질의 수분이 가득한 음식만 먹으면 몸도 기력도 쇠할 뿐이다. 역시 몸을 만드는 음식을 먹지 않으면 여름을 극복할 수 있는 힘이 생기지 않는다. 곡물 중에서는 쌀 외에 보리, 조, 피를 먹도록 하자. 특히 추천하는 것은 팥이나 검은콩, 렌즈콩 등을 함께 넣고 짓는 콩밥이다. 몸을 서늘하게 만드는 반찬과 같이 먹으면 상성이 좋고 콩류는 과잉 섭취한 수분을 몸 밖으로 배출시킨다. 맥주를 과음했거나(과음하지 않는 것이 최고지만) 수면 부족으로 부어 오른 얼굴을 거울로 보며 반성하고 허둥지둥 콩 잡곡밥을 짓는다. 콩류를 가공하는 데는 시간이 걸리므로 여유 있을 때 한꺼번에 만들어 놓고 사용할 분량만큼 나눠서 포장해 냉동하면 수고가 크게 줄어든다. 여름에 콩을 삶는 것부터 시작하려면 상당히 괴롭다. 콩류를 미리 삶아 냉동실에 보관해 놓으면 항상 편하게 콩 요리를 할 수 있다.

여름에는 콩밥이 금방 상하니까 먹을 만큼의 분량만 만드는 것이 좋다. 매실 절임 한두 개를 잘게 썰어서 섞어 넣으면 이상한 냄새가 사라지지만 가장 좋은 방법은 빨리 먹는 것이다. 혹시 남기게 되면 물을 넣고 팔팔 끓여서 콩죽으로 만드는 것도 괜찮다. 물 대신 허브차 등을 써서 차죽을 끓여도 맛있다. 또 호지차ほうじ茶(녹차 잎을 살짝 볶은 차_옮긴이)의 향기는 식욕을 돋우며 다 끓인 콩죽에 가루차를 작은 숟가락으로 하나 정도 넣으면

쉽게 차죽을 만들 수 있다. 죽은 여름철에 약해진 위장에 부담을 주지 않는다. 면도 질리고 밥하기도 귀찮을 때는 옥수수와 감자류가 도움이 된다. 충분히 주식의 역할을 담당할 수 있는 채소다. 물론 간식으로도 그만이므로 식사를 충분히 하지 못한 날 감자와 옥수수를 적극적으로 등장시키자.

여름에 힘을 주는 반찬이라면 역시 돼지고기와 장어일 것이다. 나는 여름철에 돼지고기를 요리할 때 오키나와 요리를 자주 참고한다. 오키나와의 음식 문화에는 여름의 은혜를 활력으로 바꾸는 지혜가 가득 담겨 있다. 돼지고기 요리의 핵심은 고기뿐만 아니라 내장과 다른 부분도 활용해 낭비가 없는 전체식全體食으로 만드는 것이다. 구입하기 어려운 재료는 어쩔 수 없지만 그 지혜를 빌려 다른 요리에도 활용한다.

여름은 덥기만 한 것이 아니다. 건물이나 전차 안에 들어가면 갑자기 차가워지는 '추운 여름'도 공존한다. 비인도적일 정도로 '냉동'하는 곳도 있다. 이러니 자율신경이 문제를 일으키는 것도 당연하다. 두통과 발열, 설사, 식욕 부진……. 냉동 건물에는 들어가지 않는 것이 가장 좋은 예방책이지만 그럴 수도 없다. 불운하게도 문명의 이기를 극복하지 못했다면 일단 위를 따뜻하게 해야 한다. 생강, 파, 부추 같이 몸을 따뜻하게 하는 식품군을 먹어 몸속을 따뜻하게 덥히는 것이 중요하다. 현미나 호박도 몸을 따뜻하게 한다. 마늘이나 고추를 날로 먹으면 약해진 위벽에 부담이 되니 삼가는 것이 좋다. 닭고기, 파, 생강을 넣고 끓인 따뜻한 죽으로 활기를 되찾자. 여름에 돼지고기를 넣은 뜨거운 된장국을 훌훌 마시는 것도 좋은 방법이다. 보이는 대로 재료를 넣고 잡탕 돼지고기 된장국을 만들어 보자. 다 먹으면 무척 시원해진다. 그리고 왠지 모르게 무슨 일이든 헤쳐 나갈 수 있을 것만 같은 기분이 든다.

현대의 여름에는 자기도 모르는 사이에 몸의 안과 밖이 지나치게 차가워진다. 차가운 음식만 먹지 말고 뜨거운 것도 먹어서 이열치열을 실천하자.

환절기 식탁으로
비장을 보호하자

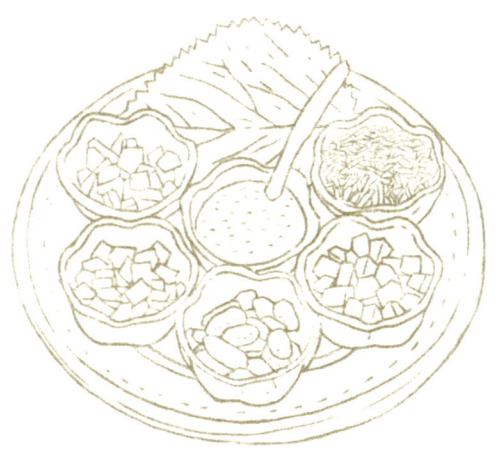
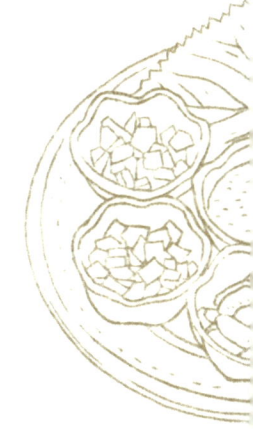

입춘, 경칩, 하지, 춘분, 대한……. 계절감이 느껴지는 친숙한 단어들인데 모두 태음력상의 계절 구분에서 유래했다. 현재 우리가 사용하는 것은 신력新曆이라고 부르는 태양력이며 고대부터 내려온 태음력은 달이 차고 기우는 주기에 맞춰 만든 달력으로 구력舊曆이라고도 부른다. 태음력에서는 사계절을 각각 여섯 단계로 구분해 절기가 모두 24절기다. 입춘이나 경칩 같은 명칭도 24절기 중 하나다. 명칭마다 모두 의미가 함축되어 있어 종종 고대의 놀라운 지혜에 감탄하곤 한다.

그런데 '토왕지절土旺之節'은 무엇일까? 24절기 중에 입춘, 입하, 입추, 입동이라는 절기가 있다. 각각 봄, 여름, 가을, 겨울의 시작이라는 의미다. 입춘, 입하, 입추, 입동이 되기 전 18일간을 토왕지절이라 부른다. 말하자면 계절이 바뀌는 시기다. 춥지는 않지만 아직 봄은 아닌 모호한 계절이 바로 토왕지절인 것이다. 일본에서는 7월 20일 전후에서 8월 상순 사이의 토왕지절이 유명한데 이 여름의 토왕지절 외에는 그다지 친숙하지 않은 듯하다.

원래는 하나의 계절에서 다음 계절로 이어지는 기간이며 모든 계절의 토왕지절마다 의미가 담겨 있다. 그리고 인체에도 가장 중요한 기간이다. '신토불이', 즉 흙과 몸은 하나라는 고대의 지혜의 정수가 토왕지절인 것이다. 토왕지절은 결코 '장어구이를 먹는 날'이라는 의미가 아니다. 사실 장어에 손이 가지 않는 나는 '매실 절임을 만드는 날'이라고 생각했지만 어쨌든 흙이 변하듯이 몸의 상태도 이 시기에 바뀐다. 특히 일본의 여름 토왕지절은 가혹하다. 축축하고 불쾌한 장맛비가 하늘을 찢는 듯한 천둥소리와 함께 걷히는가 싶으면 순식간에 햇볕이 쨍쨍 찌는 여름을 맞이한다. '한 고비 넘기니 또 한 고비'라는 기분으로 땀을 닦으며 여름이 또 왔음을 몸으로 느낀다.

이 계절에는 '비장'이 특히 바빠진다. 고대 중국의 음양오행설로 보면 토기에 해당하는 가장 중요한 기운이다. 그렇다면 평소의 음식 재료로 어떻게 비장에 영양을 줘야 할까? 효과적인 맛은 '단맛'이다. 단맛이라고는 하지만 '케이크나 팥빙수, 양갱을 먹으면 되나 보다.'라고 좋아해서는 안

된다. 단 것을 너무 많이 먹으면 '신장'을 해치고 신장이 약해지면 뼈와 이가 약해진다. 여기에서 이야기하는 단맛은 곡물과 감자류, 콩류, 생선과 고기, 우유까지 포함하는 깊은 단맛이다. 단맛이 있는 곡물로는 찹쌀과 현미(이상 온성), 멥쌀, 기장, 옥수수, 콩, 검은콩, 팥, 누에콩(이상 평성), 밀, 율무, 메밀, 녹두(이상 양성) 등이 있다. 토기인 비장을 보양하는 것은 곡물류로 대표되는 주식이다. 콩류를 포함하는 곡물군, 그리고 감자류가 가장 중요하고 효과적인 식품군이다. 쌀뿐만 아니라 온성, 평성, 냉성을 섞어서 계절의 몸 상태에 알맞은 곡물을 섭취하면 결과적으로 토기인 비장을 보양하는 것이다. 주식 곡물의 섭취에 좀 더 신경을 써야 한다는 주제를 담고 있는 이 책을 쓴 동기도 여기에 있다. 또 내가 밭까지 언급하는 근본 이유도 여기에 있다.

비장은 인체의 살과 피부를 만든다. 말하자면 살 그 자체다. 몸이 없으면 뼈가 무슨 소용이며, 눈, 코, 입과 정신이 무슨 의미가 있을까? 그러므로 토왕지절이 아니더라도 비장은 중요하다. 그런 비장을 괴롭히는 것이 '습기'다. 인간 세계에서도 음습한 집단 따돌림이 있지만 육체에도 습기가 횡포를 부릴 때가 있다. 육체의 습기를 없애는 데는 '심장'에 효과 있는 음식이 좋다. 적황색 채소, 팥, 짐승의 내장, 샐러리, 파슬리 같은 '쓴맛'이다. 심장을 보양하는 쓴맛류는 동시에 비장도 건강하게 만든다. 토왕지절의 음식에 장어만 있는 것은 아니다. 장어구이보다 콩이 듬뿍 들어간 잡곡밥을 짓고 당근과 호박으로 튀김을 만들며 샐러리와 파슬리 샐러드를 먹고 부추를 넣고 볶은 간 요리의 냄새를 맡는 것이 토왕지절의 식사로 적합하다. 하지만 솔직히 말하자면 한 번이라도 좋으니까 최상품 장어를 먹어 보고 싶다.

비장이 손상되면 비장이 일하는 범위인 입에서 식도, 점막, 손발의 끝에 문제가 발생한다. 음식물이 들어가는 입구는 구내염, 도중은 소화 불량, 출구는 설사인 셈인데, 이런 증상으로 고생한다면 비장이 약해졌다고 생각해야 한다.

사계절의 토왕지절을 지금의 달력으로 환산하면 1월 하순~2월 상순, 4월 하순~5월 상순, 7월 하순~8월 상순, 10월 하순~11월 상순이 된다. 이 시기에 몸이 상하지 않도록 주의하면서 음식으로 몸에 영양을 주도록 하자. 분명히 몸과 마음의 상태가 나빠지기 쉬운 시기다. 돌다리도 두드려 보고 건넌다는 생각으로 사계절의 토왕지절에 해당하는 시기를 미리 달력에 표시해 놓으면 몸 상태나 식사에 신경을 쓸 수 있다. 사양 말고 선인의 지혜를 충분히 활용하자. 고대 중국에서 토왕지절은 춘하추동과 어깨를 나란히 하는 계절의 하나였다. 조금 낯설겠지만 머릿속에 또 하나의 계절로 기억해 두면 도움이 될 것이다.

가을 식탁으로
폐를 보호하자

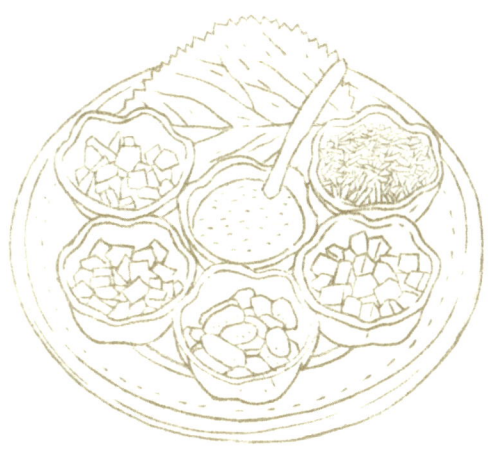
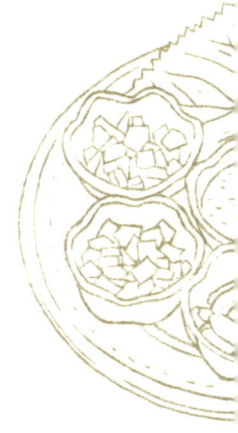

아침저녁으로 가을바람을 느끼면 식욕이 되돌아오기 시작하며 몸 속도 수확과 결실의 계절을 맞이한다. 겨울의 추위도, 봄의 폭풍도, 장마철의 습기도, 여름의 열기도 견딘 몸은 상을 원한다. 또 이 계절에는 결실을 맺은 나무 열매와 과일이 풍부하고 옅은 색 채소류가 맛있다. 이런 제철 음식은 그대로 몸을 살찌게 하는 가을의 약이다. 그리고 앞으로 찾아올 겨울을 대비해 체력을 기르고 힘을 비축하는 데도 도움을 준다.

가을은 지금까지 개방되었던 것과 앞으로 닫아야 할 것의 중재자 역할을 하는 계절이기도 하다. 추위와 온기를 훌륭히 중화시켜 몸에 상을 주자. 지금까지 잘 견뎌 왔고 날씨도 서늘해졌으니 조금 따뜻하게 해 고칼로리 영양분을 보충한다는 감각으로 몸을 돌본다. 또한 가을은 보양의 계절인 동시에 단련의 계절이기도 하다. 가을에는 금기 金氣 의 지배를 받아 '폐'가 바쁘게 일한다.

폐는 기관지 계통과 피부를 관장한다. 그리고 가을은 건조해서 몸에 이상이 생기는 계절이다. 감기, 목의 통증, 기침 등 기관이나 피부의 저항력이 약해진다. 이럴 때 도움이 되는 것이 각종 가을의 맛이다. 배, 금귤, 감, 모과, 호두, 은행 등은 폐를 보양하고 목과 기관지에 작용해 감기와 통증을 없앤다. 지나친 과식은 해롭지만 적당히 섭취하면 초기 증상에 효과적이다. 감은 위를 차갑게 하므로 되도록 아침이나 점심에 먹고 저녁 이후에는 먹지 않도록 한다. 은행은 약효가 높지만 알칼로이드 alkaloid 라는 독성도 들어 있으니 많이 먹으면 안 된다. 하루에 10알 이상은 먹지 않는다. 날로 먹는 것은 절대 금물이다. 은행은 몸이 차가워지면 화장실에 자주 가는 사람에게도 좋다.

가을에 맛있는 옅은 색 채소는 많지만 그중에서도 우등생은 감자가 아닐까 싶다. 삶아 먹거나 쪄 먹거나 국에 넣어 먹어도 좋고 쌀가루나 찹쌀가루와 섞어 떡이나 경단 같은 간식도 만들 수 있다. 단맛을 넣지 않으면 주식으로 삼을 수도 있다. 감자는 평성이어서 다양하게 자주 이용할 수 있으며 어떤 맛을 내도 잘 어울린다. 감자뿐만 아니라 산마 같은 마 종류는 정력을 회복시켜 건조하고 찬바람에도 지지 않는 활기찬 몸을 만들어 준다.

또 가을은 청주와 포도주가 맛있게 느껴지는 계절이다. 술은 '백약의 으뜸'이라는 말이 있듯이 식욕을 자극하고 몸을 따뜻하게 덥혀 준다. 온기가 필요할 때는 술이 최고다. 적당히 마시는 술은 폐 기능을 돕기도 해 가을철에 약과 같은 역할을 한다. 그러나 몸을 덥게 하는 성질이 있기 때문에 염증을 일으켰을 때나 충치, 종기가 생겼을 때는 이를 악화시키기도 한다. 아픔을 잊을 정도로 진탕 마시고 자는 방법도 없지는 않지만……. 어느 쪽을 선택할지는 사람에 따라 다를 것이다. 가을은 봄과 여름에 활성화시켰던 양기 陽氣 를 도로 넣고 음기 陰氣 를 보충하는 계절이다. 거나하게 마시는 습관은 자제하고 조용하게 마시는 습관을 들이는 것이 몸을 위해서도 좋다.

음기를 보충한다는 말은 피를 늘려 기혈의 순환을 좋게 하고 몸을 따뜻하게 한다는 뜻이다. 봄이 올 때까지 몸 안을 보양하는 것이 중요하다. 곡물류도 온성과 한성을 섞어서 몸의 상태에 맞게 섭취하자. 밀과 메밀 등은 한성이지만 따뜻한 면류가 맛있게 느껴지는 계절이 또한 가을이다. 온성인 파를 듬뿍 넣고 닭고기나 새우 등 몸을 덥혀 주는 동물성 단백질을 추가해 중화시키면 좋을 것이다. 우리 집에서는 가을과 겨울에는 면류에 반드시 새우튀김을 올린다. 나와 딸 모두 추위에 약한 체질이지만 둘째가라면 서러워할 만큼 면을 좋아한다. 국물은 가다랑어와 닭고기로 만든다.

다시마는 한성이라 많이 먹으면 몸을 차갑게 만든다. 우리 집에서는 노파심에서 추운 겨울에는 다시마를 많이 쓰지 않는다. 예전에 딸아이가 겨울에 다시마말이를 먹었다가 혼이 난 적이 있다. 저녁에 다시마말이를 주었는데 소화 불량도 한몫 했는지 밤중에 위의 상태가 나빠졌다. 한성 음식을 먹고 한밤중에 위장이 아파 고생한 적이 전에도 몇 번 있었는데 엄마가 또 실수를 한 것이다. 자신의 몸에 민감한 아이라 "귤이 이상해."라든가 "감 때문이야.", "다시마말이를 괜히 먹었나봐."라고 말한다. 그리고 조금 있다가 "귤이 나오려고 해!", "다시마가 나올 거야!"라고 예고하고는 먹은 것을 토한다. 토사물을 보면 실제로 예고한 음식이 잔뜩 나오니 참으로 신기한 아이다. 문제는 "딩동댕~. 우와, 정답이네!"라며 박수를 치는 엄마라 잊힐 만하면 다시 같은 실수를 반복한다는 것이다. 하지만 계속해서 그런 실수를 하다 보니 나도 이제는 깊이 반성하고 음양오행표를 직접 만들어 딸의 위장이 차가워지지 않도록 음식을 만들게 되었다.

계절로는 차가운 시기인 가을과 겨울에는 한성 음식을 조심해야 한다. 그래서 겨울에는 생강, 파, 파슬리, 마늘, 부추 같은 온성 양념을 듬뿍 써서 몸을 따뜻하게 한다. 모두에게도 각자 약점이 있을 테니 몸 상태가 나빠지면 어떤 계절에 어떤 음식을 먹었는지 생각해 보자. 그러면 자신에게 맞는 음식의 방향을 알 수 있을 것이다.

가을이 지배하는 '폐'에 효과적인 맛은 '매운맛'이다. 양념용 채소 이외에도 매운 성질을 가진 것은 많다. 소송채, 유채, 양파, 우엉, 무 등은 폐의 기능을 높이고 가을을 보낼 체력을 키우는 데 도움을 준다. 물론 후추나 고추 등도 효과적으로 사용한다. 그러나 매운맛을 너무 많이 먹으면 '간장'에 손상을 입힐 수 있으니 적당히 먹자. 실제로 스트레스가 쌓여 발산시키고 싶을 때 먹는 매운 음식은 정말 속을 확 풀리게 만든다. 매운맛에는 발산 작용이 있기 때문이다. 그러나 과잉 섭취를 하면 간에 무리가 온다. 스트레스와 매운맛의 이중고로 간이 SOS 신호를 보낸다. 간의 이상은 시력 저하와 거뭇거뭇한 피부색으로 나타나니 주의하자. 매운맛은 몸을 따뜻하게 하는 데 사용해야지 스트레스를 발산하는 용도로 사용해서는 안 된다.

겨울 식탁으로
신장을 보호하자

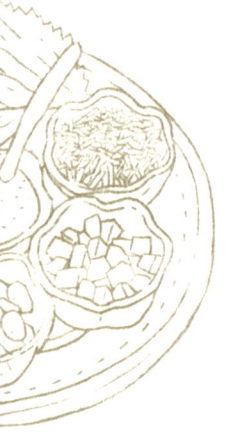
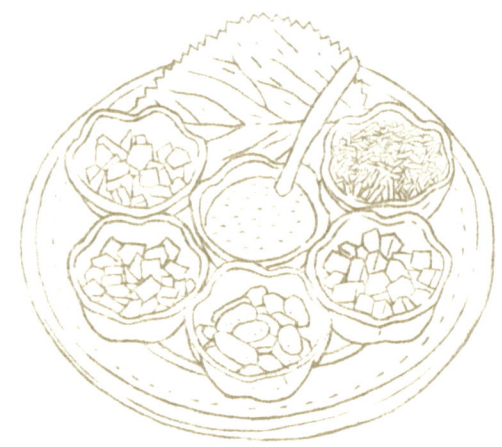

훗카이도에서 태어나고 자란 나는 겨울이라고 하면 보통 새하얀 눈으로 막혀 버린 바깥세상과 그 안에서 따뜻하게 몸을 녹이며 비축해 놓은 음식을 먹는 평온한 생활이 떠오른다. 내가 겨울의 진정한 추위를 알게 된 것은 고향에서가 아니라 대학생 시절부터 자취를 시작한 도쿄에서였다. 도쿄에서는 '살이 에인다.', '뼛속까지 시리다.'라는 말의 의미를 온몸으로 실감했다.

　　겨울은 음陰 중의 음이며 만물의 생명력이 보금자리 속으로 들어

가는 계절이다. 그런데 보금자리 자체가 빈약한 우리 몸에는 문자 그대로 뼛속으로 스며드는 '한기'의 계절이다. 그러나 빈약한 보금자리라 해도 영양분을 가득 채워 놓아야 한다. 겨울에는 가을보다 습성과 열성을 더 많이 섭취해 뼛속부터 따뜻하게 만들어야 한다. 어패류와 육류를 많이 먹자.

신장이 약한 사람은 겨울의 추위가 무척이나 괴롭다. 찬바람을 맞으면 눈과 코가 빨개지는 것은 바로 신장이 약하다는 증거다. 이는 '물'과 깊은 관련이 있다. 심해지면 눈물이 나거나 콧물이 흐르는 등 물이 넘쳐 나온다. 중국 의학에서는 '수독水毒'이라고 해서 이와 같은 과다 수분 섭취도 몸에 해로운 독으로 본다. 물과 한기의 조합이 낳는 폐해가 바로 '냉증'이다. 냉증이 가져다 주는 장애는 셀 수 없이 많다. 겨울에 걸리는 다양한 병들의 원인이 거의 다 냉증이라고 생각하면 틀림없다. 손과 발과 허리의 통증, 어깨 결림, 두통, 설사, 관절염, 빈뇨, 이의 약화······. 이렇게 나열하면 "응? 나이 먹으면 생기는 증상이잖아?"라고 말하는 사람이 있을 텐데 바로 그렇다. 인체의 노화와 신장의 활동은 밀접한 관련이 있다. 나이를 먹는다는 것은 신장이 약해진다는 것과 같은 의미라고도 할 수 있다.

신장은 뼈를 담당한다. 따라서 신장이 약해지면 필연적으로 뼈와 관련된 부분도 약해진다. 이를 방치하면 골다공증이라는 병으로 발전한다. 나이를 먹으면 뼈가 잘 부러지는 것도 신장이 약해지면서 뼈도 함께 약해져 외압을 견디지 못한 까닭이다. 부상이기는 하지만 사실은 병이 원인인 것이다.

신장을 보양해 주는 음식은 어패류, 해조류, 그리고 된장 등의 염분이다. 바다의 음식과 소금이라고 하면 역시 '물'과 관련성이 느껴진다. 맛으로는 짠맛이 효과적인데 당연히 과다 섭취는 심장에 지장을 초래해 명을 줄인다. 노화 방지를 위해 신장을 보양한다며 짠 음식만 잔뜩 먹으면 골다공증에 걸리기 전에 먼저 고혈압과 성인병과 심장병으로 쓰러질 것이다. 흔히 일본인은 염분을 많이 섭취한다는 말을 듣지만 아무래도 단순히 외국과 비교하는 것은 조금 무리이지 않나 싶다. 일본은 습기가 많아서 몸 안팎의 수분 유통이 활발하다. 이때 물과 동시에 염분도 같이 빠진다. 건조한 지역에 사는 사람들보다 습기가 많은 지역에 사는 사람이 염분을 많이 섭취하는 것은 당연하겠지만 어쨌든 소금은 약도 되고 독도 되는 음식의 기본 중의 기본이다. 만약 염분이 결핍되면 목숨이 위태로울 만큼 꼭 필요한 존재다. 그래서 만인이 평등하게 구할 수 있도록 국가에서 관리하는 것이다. 그러나 과다 섭취의 폐해 또한 만인이 알고 있는 대로이니 염분에만 의지하지 말고 바다의 음식에서 짠맛을 얻도록 노력하자. 바다의 굴, 전복, 해삼, 모시조개, 대합, 멸치, 방어, 정어리, 톳, 김……. 일본은 섬나라인 만큼 바다의 음식은 풍족하다. 함께 먹을 주식의 선택 범위도 넓다. 일식, 양식, 중식, 한식 등 어떤 나라의 음식으로도 자유자재로 변신할 수 있다.

그런데 지금쯤 혹시 깨달았는가? 신장에 좋은 음식은 모두 검은 것뿐이다. 신장을 관장하는 색이 검은색이며 검은색 음식이 신장을 보양한다고 한다. 콩의 일종인 검은콩은 신장과 비장에 모두 좋아 가장 추천하는 곡물이다. 달게 맛을 낸 콩장이나 검은콩밥도 좋지만 나는 검은콩으로 된장을 만들어 채소나 어패류의 맛을 내는 데 항상 이용한다. 콩된장을 만드는 것과 같은 방법으로 만드는데 시판하는 상품도 있으니 구입할 수도 있다. 양성이기는 하지만 밀도 신장에 좋으니 온성 음식으로 중화해 먹으면 좋다. 빵이라면 버터를 바르고 면이라면 파를 많이 넣거나 부추를 같이 먹는 등 먹는 법을 궁리해 보자.

찹쌀은 몸을 따뜻하게 하는 곡물이므로 추울 때 따뜻한 찹쌀떡국으로 몸에 온기를 주는 것도 좋다. 그러나 떡의 열량은 떡 한 덩이가 밥 한 공기와 맞먹는다. 찹쌀떡국을 먹은 다음에 '역시 떡은 잘 얹히는 것 같아……'라고 생각한다면 오해일 때가 많다. 떡을 세 덩이 먹었다면 밥 세 공기가 뱃속에 들어간 것이다. 떡이 소화가 안 되는 것이 아니라 단순히 과식을 했을 뿐이니 주의하자.

고구마와 감자도 신장을 돕는 음식이므로 반찬이나 간식뿐만 아니라 밥을 짓거나 감자떡을 만드는 등 주식으로 이용하면 좋다. 겨울철에 달게 완숙한 양배추도 신장에 좋다. 큼지막하게 썬 양배추, 돼지고기, 양파, 감자, 당근 등을 냄비에 넣고 푹 끓이는 포토퓌 Pot-au-feu 로 저녁식사를 하면 몸뿐만 아니라 마음까지도 따뜻해진다.

주머니가 넉넉할 때는 프랑스식 해물탕인 부야베스 bouillabaisse 를 추천한다. 양파, 샐러리, 파슬리, 당근, 카이엔 고추 Cayenne pepper, 사프란 saffraan 등으로 만든 수프스톡 Soup Stock (수프의 기본이 되는 국물 _옮긴이)에 물고기

한 마리(도미나 쏨뱅이 등)를 토막 쳐서 넣고 끓인다. 완성되기 전에 굴, 새우, 대합 등을 넣고 조금 더 끓이면 훨씬 맛이 산다. 나는 여기에 밀가루 경단을 넣는다. 이렇게 하면 냄비 하나로 한 끼 식사가 완성된다. 사실 이 요리는 내 특기다. 게다가 내 약점인 신장에도 더할 나위 없이 좋은 식사다. 추운 저녁에 손님이 우리 집에 찾아오면 간단하면서 따뜻한 식사를 서둘러 만들고 싶어진다. 너무 거창한 것을 내놓으면 오히려 손님이 부담을 느낄 수 있고 그렇다고 평소에 먹는 음식을 그대로 내놓기도 미안하다. 여기에 좀 잘난 척을 하고 싶으면 나는 항상 이 '프랑스 해물탕'을 만든다. 겨울의 단골 메뉴라고나 할까? "냄비를 둘러싸고 앉으니 분위기가 화기애애해지네요!"라고 떠들면서 식사 분위기를 이끈다. 그리고 포도주도 한 병!

    참고로 포도도 신장을 보양시켜 준다. 간장과 비장에도 좋으니 그런 핑계로 멋지게 한 잔씩 하자.

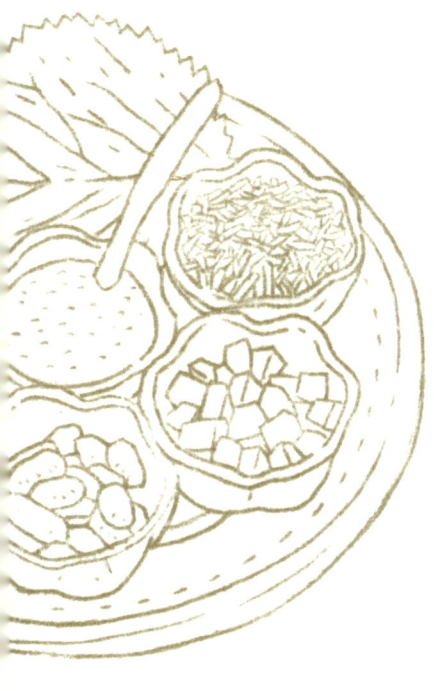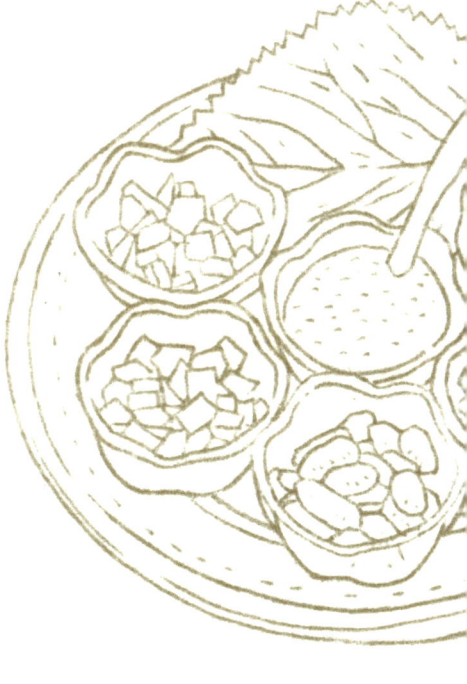

03

몸에 좋은 곡물* 어떻게 먹을까?

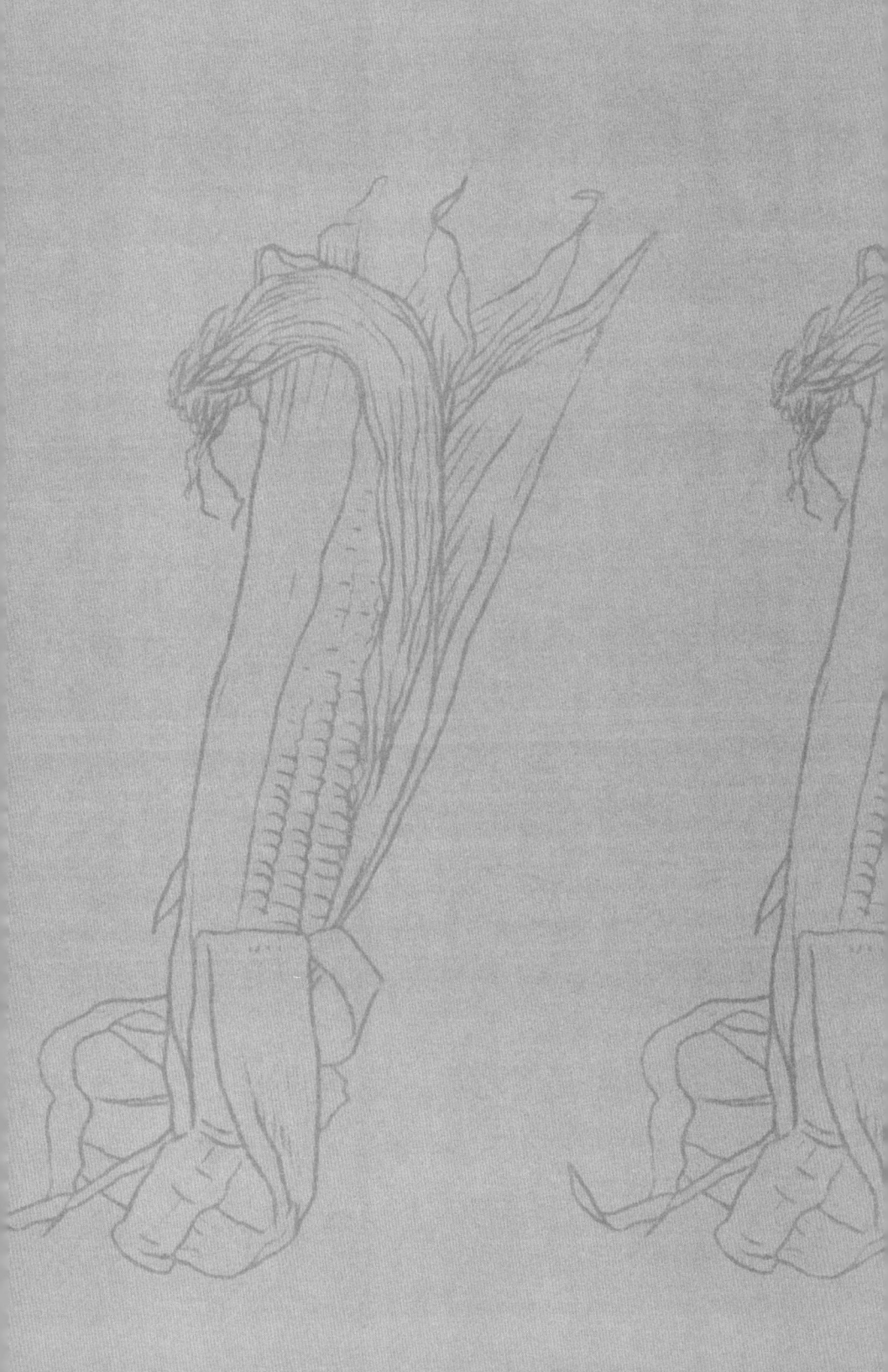

곡물은 어느 정도 먹어야 할까?

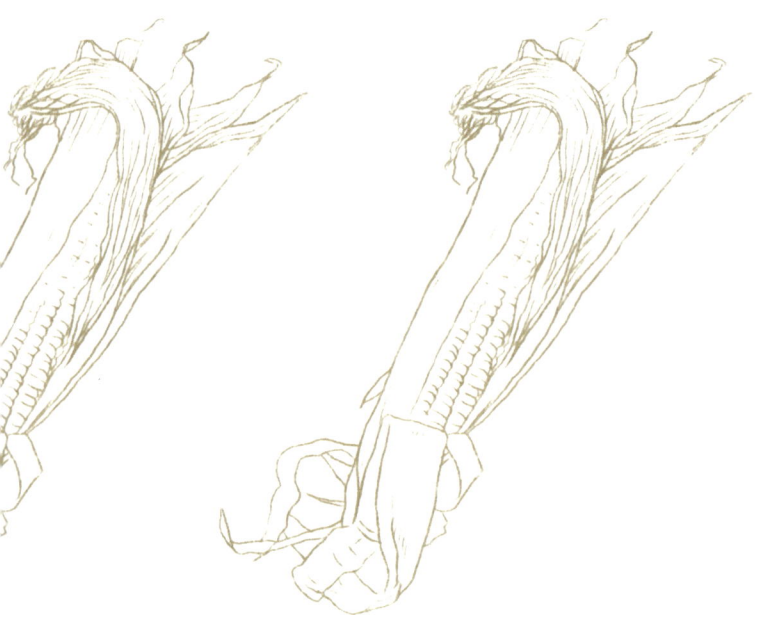

재배 작물이라는 것은 신비한 순응성을 숨기고 있다. 재배되는 나라의 토지와 기후 풍토에 맞도록 작물 스스로 변신을 꾀한다. 작은 종자 한 알 한 알이 그 땅에서 살아남아 번식하려는 의지를 품고 있다니 참으로 놀라운 일이다. 다 똑같은 것처럼 보이는 밀도 나라가 다르면 맛과 향, 성질이 모두 다른 밀이 된다. 밀뿐만 아니라 메밀, 쌀, 콩도 기후 풍토에 따라 차이가 생긴다.

    예전에 일본에 서늘한 여름이 찾아오는 바람에 흉년이 들어 쌀을 긴급 수입한 일이 있다. 그러나 '맛이 없다.', '냄새가 난다.', '안전이 의심된다.'며 비난이 쏟아졌다. 일본은 쌀 이외에 밭곡물의 수요를 거의 수입에 의존하는데 이상하게도 수입된 밀, 콩, 메밀에 대해서는 불평하지 않는다. 내가 보기에는 쌀 이외의 곡물도 수입산은 일본산과 맛과 성질이 크게 다른데 말이다. '쌀처럼 다른 곡물도 이렇게 불평을 하면 일본의 농업이 더욱 활기를 찾을 텐데……'라는 생각이 들었다. 왜 많은 일본인이 이토록 쌀에만 집착하는 것일까?

  2천 년이나 계속된 일본의 농경사 첫 페이지부터 쌀 경작이 등장하기는 하지만 서민(=농민) 대다수는 쌀을 먹지 못했다. 쌀은 세금을 대신하는 귀중품이었다. 서민이 흰 쌀밥을 만족스럽게 먹을 수 있게 된 것은 고작해야 최근 수십 년 전부터다. 2천 년 동안이나 품어온 쌀밥에 대한 동경이 일본인을 쌀에 집착하게 만들었을까? 만약 그렇다면 일본인은 쌀농사가 시작된 야요이 시대 弥生時代 부터 현대에 이르기까지 '먹는 것에 대한 원한은 무섭다.'라는 말을 실천해 온 국민인 셈이다. 쌀을 만드는 농민이 자신이 만든 쌀을 먹지 못하고 위에 바치기만 하면서 쌀에 대한 숭배와 쌀농사 단일 문화론을 쌓아 올렸다면 쌀이라는 것은 이 얼마나 슬픈 음식이란 말인가! 2천 년이라는 세월 동안 관리를 받으며 위로부터 줄곧 착취당한 작물이 쌀 말고 또 무엇이 있을까? 이동성과 변환

성을 지닌 밭작물과 달리 벼농사는 야요이 시대부터 줄곧 같은 곳에서 같은 것을 만들었다. 단일한 쌀의 안정 지향성이 방랑벽 있는 밭작물보다 그렇게 매력적일까?

들판은 누가 관리하지 않아도 다양한 생명군이 자라면서 전멸하는 일 없이 끊임없이 생명을 키운다. 순응하고 변화하면서도 들판이라는 하나의 생명체로 계속 유지된다. 사는 곳을 옮기거나 환경이 바뀌면 생존을 건 순응성이라는 능력을 발휘한다. 그 땅에 적합한 자손을 남기는 종족 보존 능력을 지닌 종자를 '재래종'이라고 부른다. 과거로부터 이어져 내려와 그 땅의 기후 풍토에 순응하고 살아남는 생존력을 지닌 종자라는 뜻이다. 과거에 일본의 밭농사는 그런 종자를 사용해 여러 가지 곡물과 채소를 함께 키웠다. 과거 일본의 밭은 여러 가지 종을 함께 키워 왔지만 야생의 생명군이 전멸하지 않는 것과 같은 이유로 유지되어 왔다. 일본의 밭에는 보리와 콩, 메밀 등의 잡곡이 지금보다 더 많았다. 그 땅에서 수확한 작물을 그 땅에 사는 사람이 먹는다. 당연한 일이다. 그러나 환금성이 높은 벼 재배를 할 수밖에 없게 되자 기후 풍토에 맞는 재래 작물과 산업을

뒷전으로 미룰 수밖에 없었고 그 결과 흉작일 때마다 수많은 사람이 굶어 죽었던 것은 아닐까? 그 토지에서 수확한 작물을 그 토지의 생산자가 먹지 못한다면 도대체 무엇을 위한 음식이란 말인가? 나도 흰 쌀밥을 무척 좋아하지만 농경사를 생각하면 갑자기 마음이 슬퍼진다. 일본 농업의 슬픔과 괴로움의 결정체가 바로 쌀밥인 것처럼 느껴진다.

나는 식탐이 많지만 배불리 밥을 먹는 것은 싫어한다. 배가 부르면 왠지 서운하고 피곤한 기분이 든다. 그래서 항상 80% 정도만 배가 부르게 먹는다. 조금 더 들어갈 공간이 남은 정도가 행복하고 고마운 기분을 유지할 수 있고 설거지 등 뒷정리도 힘들지 않다. 곡물을 먹을 때는 80% 정도만 배가 부르게 먹는 것이 기분도 좋고 뒤도 깔끔하다고 생각한다. 이에 비해 채소류는 배부르게 먹어도 금방 배가 꺼진다. 생선이나 육류는 50% 정도에서 멈춘다. 특히 소고기 등 대형 동물의 고기를 너무 많이 먹으면 내가 소가 된 것처럼 느껴질 정도로 식욕이 떨어지고 몸이 무거워진다. 그다지 좋은 기분은 아니다.

육류는 소화 흡수 자체는 매우 좋은 식품이지만 소화를 시키는 시간이 다른 식품보다 길다. 과식을 하면 내장이 쉴 여유도 없이 계속 일해야 한다. 저녁에 고기를 과식하면 다음날 아침에 피곤한 느낌이 드는 이유는 내장이 쉬지 못했기 때문이다. 그래서 아침에 일어나기도 힘들다. 우리 집에서는 고기 요리 같이 부담이 많은 요리를 아침이나 점심에 내놓는다. 남들이 보면 깜짝 놀라겠지만 소시지나 베이컨 대신에 얇게 썬 소고기를 마늘, 버터, 소금, 후추로 구워 아침밥과 함께 맛있게 먹는다. 점심 식사를 늦게 할 것 같은 날은 특히 그렇다. 얇은 스테이크도 아침에 먹는다. 아침에 고기 요리를 먹을 때는 소스에 신경을 쓰지 않는다. 고작해야 소금, 후추, 레몬즙, 간장 정도다. 칼로리도 베이컨, 소시지, 달걀의 조합보다 낮다. 다른 음식보다 '자, 먹자!'라는 기백이 필요하기는 하지만.

그리고 밤에는 종류를 늘리되 양을 적게 만든다. 또 고기보다는 생선 요리를 한다. 그 이상으로 채소의 종류를 늘린다. 찐 것, 구운 것, 볶은 것, 절임 등 채소 요리만으로도 진수성찬으로 보이도록 만든다. 고기나 생선은 곁들이는 정도로 양을 맞춘다. 있어도 좋고 없어도 그만이다. 그리고 그 빈 곳을 채우는 것이 바로 곡물이라는 주식이다. 화려한 진수성찬이 너무 많으면 몸속은 피곤해진다. 물론 지갑 속도 피곤해진다.

잡곡이
내 몸을 살린다

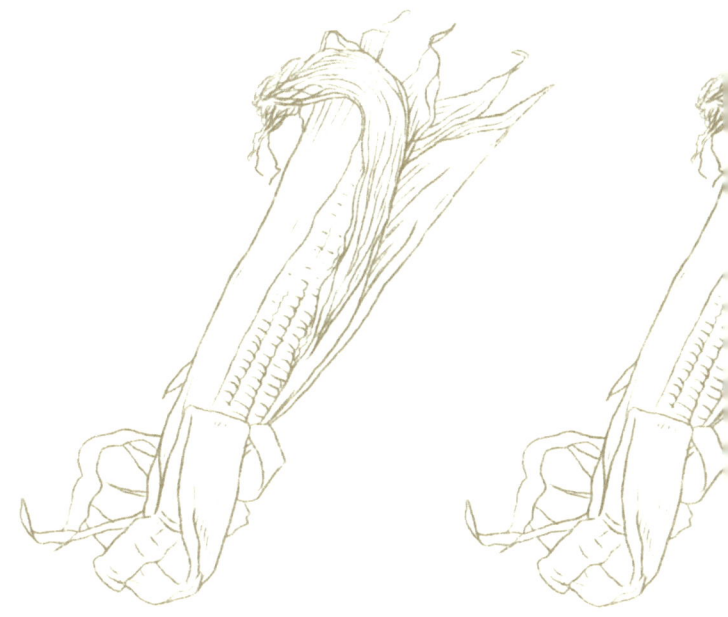

사람의 마음속 어딘가에는 쌀 이외의 곡물을 주식으로 하는 것에 대한 거부감이 있다. 메밀국수나 우동, 라면은 분명히 간이 식사일 뿐이고 옥수수나 포크빈 Pork and beans (돼지고기와 콩, 토마토소스를 넣고 만드는 미국의 전통 요리 _옮긴이)은 모닥불 옆에서 카우보이가 된 듯한 기분으로 먹지 않는 이상 역시 급할 때 한 끼 때우는 식의 식사로밖에 생각하지 않는다. 수수, 조, 피 등의 잡곡류에 대해서는 "아우, 빈티 나."라든지 "맛없어!"라는 말도 서슴지 않는다.

그러나 그런 밭곡물의 기원과 재배 역사, 요리 가공 문화를 폭넓게 생각하면 곡물을 단순히 쌀의 대용식으로만 생각하는 것이 오히려 편협한 기호성과 편견으로 생각된다. 약 1만 년에 걸친 인류의 역사에서 세계의 식생활과 농경의 중심이 된 것은 다양한 곡물류이며 그 종류는 35종에 이른다고 한다. 동남아시아가 재배 기원지인 쌀 이외에 지중해에서 서남아시아에 걸쳐서는 밀, 보리, 호밀을 아프리카에서는 옥수수와 피를 키웠다. 또 중앙아시아에서 인도에 걸쳐서는 수수, 조, 피 등의 잡곡류를 멕시코를 중심으로 한 북아메리카에서 중앙아메리카에 걸쳐서는 옥수수와 아마란스 amaranth (색비름이라고도 함 _옮긴이)를 안데스 산맥을 중심으로 한 남아메리카에서는 아마란스와 퀴노아 Quinoa 등을 재배했다. 밭에서 재배하는 곡물류는 전 세계의 고대 문명과 그 땅에서 일어난 문화의 중요한 토대가 되었다. 유명한 대왕이나 황제보다도 수수, 조, 피, 보리, 옥수수가 훨씬 사람들에게 도움이 되었고 역사와 문화를 이끌어 왔다.

나라마다 독자적인 요리 가공법이 있어 그 땅의 요리와 함께 식탁에 올랐다. 특히 수수와 조, 피 등은 넓은 유라시아 대륙 전반에 걸쳐 재배의 역사와 문화가 존재하는데 쪄서 밥으로 먹기도 하고 가루를 반죽해 빵을 구워 먹기도 했으며 경단 모양으로 만들어 먹기도 했다. 흥미진진한 것은 유제품과 잡곡류의 조합이다. 잡곡을 치즈, 버터, 우유 등과 함께 조리하면 고급스러운 요리로 변신하며 맛도 잘 어울린다. 잡곡류는 알레르기 대응식으로 자주 사용되므로 유제품 등의 동물성 단백질과 조합하는 것을 이상하다고 생각할지 모르지만 세계적으로 우유와 함께 요리하는 음식이 많다. 유제품을 싫어하지 않는 사람은 잡곡류를 '버터 냄새 나는' 요리로 만들어 보자. 의외로 맛있다는 사실을 발견할 것이다. 흰 쌀밥만 고집하지 말고 다양한 곡물류를 자유롭게 이용하면 마음도 즐겁고 몸도 좋아한다.

곡물이라는 것은 일 년 내내 먹기 때문에 제철을 알 수 없다. 그러나 몸은 제철 음식을 원하므로 "매일 세 끼를 쌀밥만 먹으니 위가 더부룩해."라고 말하는 사람도 있고 '왠지 메밀국수가 먹고 싶은 걸?'이라는 생각이 들 때도 있다. 이런 몸의 목소리를 듣기 위해 미리 다양한 곡물 요리를 먹으면 쌀에 물렸을 때나 밀이 지겨워졌을 때 "아아, 그래. 이런 맛을 먹고 싶었던 거야."라며 자신에게 딱 맞는 음식을 줄 수 있다. 일본에서 구할 수 있는 곡물도 열 종류 이상 되니 쌀이나 밀이 없는 식사를 위해 다양한 곡물을 접해 보자.

시골에 계신 어머니는 내가 어렸을 때 이따금 쌀수수죽을 만들어 주셨다. 남은 밥에 쌀수수를 넣고 죽을 끓인 것이었는데 보통 죽보다 달콤하고 살짝 떫은 맛이 나면서 가끔 수수가 씹히는 것이 마치 간식이 밥으로 변신한 기분이 들어 좋았다. 나는 그다지 대식가는 아니지만 그 부드러운 맛의 노란색 죽은 몇 그릇이고 비웠던 기억이 난다.

최근 세계 곡물 학회가 "인류의 생존을 지켜줄 수 있는 곡물은 오직 잡곡밖에 없다."라고 발표했다고 한다. 잡곡식이 쇠퇴한 것은 일본뿐만

이 아니라 세계적인 경향인 모양이다. 인류는 집단적으로 잡곡을 버리고 맛있는 쌀과 밀을 최우선시해 왔다. 잡곡류는 그 강인한 생명력과 벼나 밀 이상의 광합성 효율로 다양한 악조건 속에서도 자라나 사람에게 음식을 제공했다. 잡곡류와 옥수수류는 벼나 밀, 콩, 감자 같은 식물의 광합성 능력이 더욱 진화해 나타난 새로운 식물이다. 물이 부족한 산간 지방이나 건조한 지역, 열대 기후에서도 잘 자란다. 전 지구적으로 식량 사정이 해마다 악화되고 있다. 인구는 계속 증가하는데 농경에 적합한 경지의 확대는 이제 기대할 수 없다고 한다. 기아 인구가 이미 8억 명에 이르며 8초에 한 명씩 굶어 죽는 것이 이 행성의 식량 사정이다. 그런데도 농경지를 확대하지 못하는 원인은 지하수 고갈과 지구 온난화 등의 환경 악화다. 우리가 사는 지구라는 별의 부엌 사정은 이렇게도 힘들다. 10년 뒤에는 세계의 곡물 가격이 지금의 2배 가까이 상승할 것이라고 한다. 그렇게 되면 가난한 나라의 사람들은 계속 굶어 죽을 뿐이다. 돈이 있는 나라가 외국에서 곡물을 사들이는 것이 국제 시세를 급등시키는 한 가지 원인이다.

  농업 조건이 나빠도 왕성한 생명력으로 자라는 곡물류와 옥수수류 같은 식물을 재배하고 먹는 것이 이 별의 현재 상황에 적합한 세계적인 '미식(?)'이라고 생각한다. 여러분의 생각은 어떤가? '곡물은 제3의 무기다.'라는 위험한 말도 있을 정도다. 곡물은 나라와 나라 사이의 거래에 자주 이용되는 산물이다. 우리 식탁의 주역을 차지하는 이 곡물은 사람을 살리기도 하고 죽이기도 한다. 즐겁게 맛있게 그리고 현명하게 먹어야 할 것이다.

비장과 위의
기능을 돕는 기장

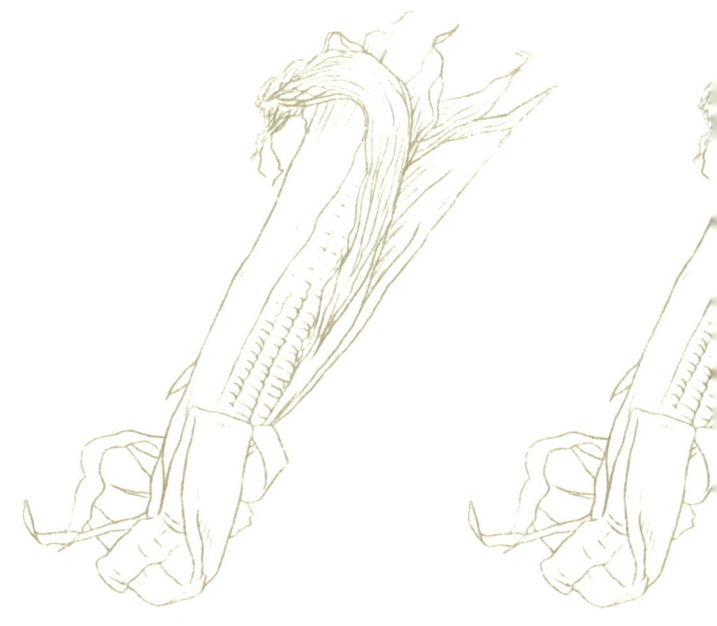

높이 1m 전후의 볏과 식물이다. 찰기장과 메기장이 있으며 분식과 입식을 한다. 농수산성에서 공표한 자료에 따르면 1994년도 통계에서는 국내 재배 면적이 71ha, 수확량은 108t이며 주요 생산지는 나가노 長野県 와 간토 関東 지역, 이와테 岩手県 등의 도호쿠 東北 지역, 도야마 富山県 등의 호쿠리쿠 지역, 오카야마 등의 주코쿠 中国 지역과 시코쿠 四国 지역이다.

기장은 생육 기간이 짧고 가뭄에 강하다. 기원은 유라시아 대륙 기원설과 동아시아 기원설이 있는데 신석기 시대부터 인류의 식량으로 사용되었다. 체세포 염색체수 2n=36인 사배체며 유전적 분화나 기원 등은 아직 자세히 밝혀지지 않았다. 4월에 씨를 뿌리면 7월 하순에서 8월 상순에 수확하며 5월 상순에서 6월에 씨를 뿌리면 9월 하순에서 10월 상순에 수확하게 된다. 나의 지혜 주머니라고 할 수 있는 고대 중국의 본초서『식물본초 食物本草』에 따르면 '맛은 달고 성질은 온溫이며 독성은 없다. 기를 채워 주고 비장과 위의 활동을 돕는다.'고 한다.

  기장밥을 만들 때는 대여섯 번 문질러 씻고 몇 시간에서 하룻밤 정도 물에 담가 둔 뒤 기장과 물의 비율을 1:1.6으로 맞추고 소금을 조금 넣어 짓는다. 밥이 다 되면 불을 끄고 10~20분 정도 뜸을 들인다. 쌀과 섞어서 밥을 지을 때는 쌀과 기장을 9:1이나 8:1로 맞춘다. 단맛과 약간의 떫은 맛이 더해진다. 소금을 조금 넣으면 떫은 맛이 줄어든다. 갓 지은 기장밥을 큰 그릇에 넣고 찧으면 노란색 떡이 된다. 이것을 맑은 장국에 담가 먹거나 콩가루를 묻히거나 김에 싸서 먹으면 자가제 기장 경단을 즐길 수 있다. 기장밥에 우유를 넣고 끓이면 루마니아식 오트밀이 되며 가루를 내서 물로 반죽하고 납작하게 구우면 중앙아시아식 무발효 빵인 차파티도 된다.

  나는 기장의 독특한 단맛과 선명한 노란색을 살려 기장가루로 시폰케이크 chiffon cake 를 만든다. 기장 시폰케이크는 맛과 식감이 산뜻하고 단맛도 적기 때문에 요구르트나 밀크티를 곁들여 휴일에 브런치 brunch 로 먹는다. 유제품과 같이 먹으면 정말로 잘 어울리는 곡물이다. 생크림을 곁들여도 물론 잘 어울리지만 그러면 기껏 저칼로리 음식으로 만든 노력의 의미가 없어진다.

　　　　기장밥을 지어서 빵 반죽에 섞어 구우면 깔끔하면서 살짝 단맛이 나는 빵이 만들어진다. 조나 피로는 이런 연한 단맛이 나지 않는다. 그러나 기장의 단맛을 개운하지 않다고 느끼는 사람도 있는 듯하다. 그리고 기장으로 지은 잡곡밥 역시 맛이 개운하지 않다고 평가받을 때가 있다. 그런데 신기하게도 콩류를 같이 넣고 밥을 지으면 그 개운치 않은 맛이 콩의 감칠맛을 끌어내 평가는 금방 '맛있다!'로 바뀐다. 단맛과 노란색이라는 개성을 살려서 상성이 잘 맞는 재료로 요리하면 맛있게 먹을 수 있다.

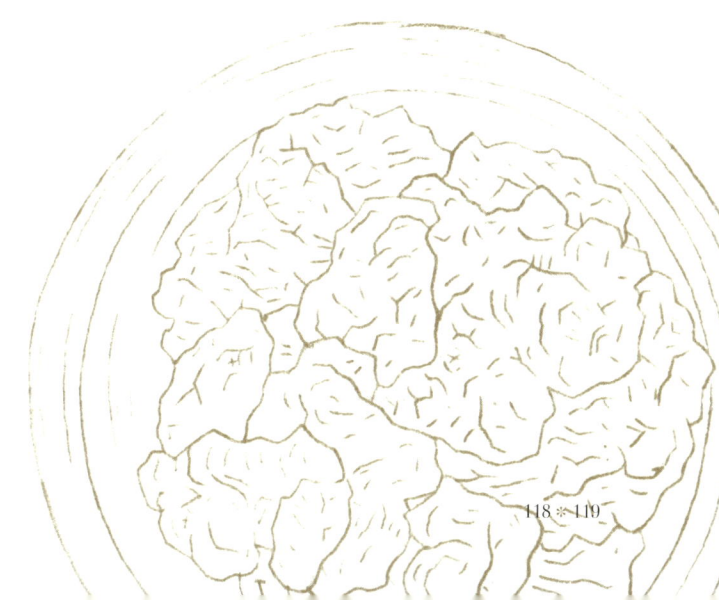

신장의 활동을
돕는 조

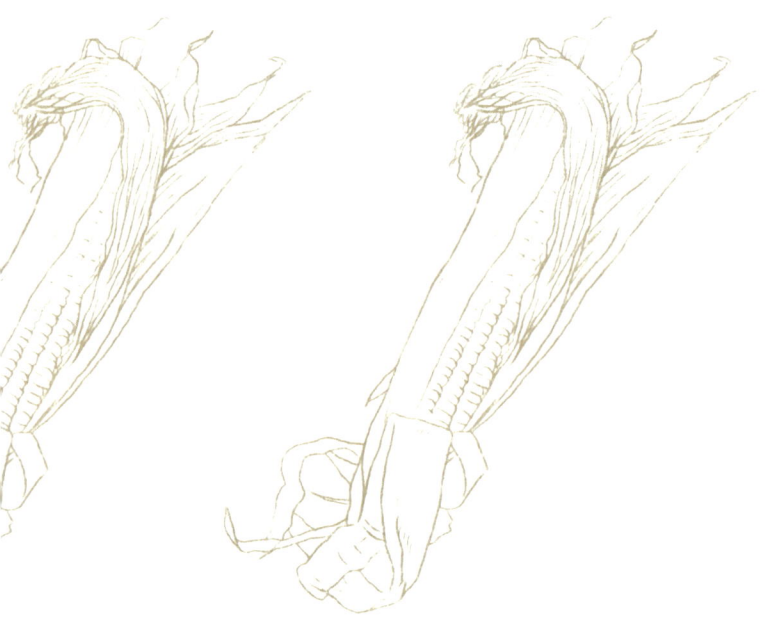

조는 이 1.5m 전후의 볏과 식물이다. 차조와 메조가 있으며 가루로 만들어서도 먹고 밥을 지어서도 먹는다. 뿌리는 얕지만 비교적 비바람에 잘 쓰러지지 않는다. 농수산성에서 공표한 자료에 따르면 1994년도 통계에서는 국내 재배 면적이 20ha, 수확량은 28t이다. 주요 생산지는 나가노와 간토 지역, 이와테 등의 도호쿠 지역, 기후岐阜県 등의 도카이東海 지역이다.

조는 한랭지의 봄 조와 온난지의 여름 조로 생태가 나뉜다. 재배지는 넓지만 다습한 곳을 싫어한다. 껍질은 등색, 노란색, 붉은색, 회색, 검은색, 흰색 등이 있다. 선조先祖 야생종은 지금도 흔하게 볼 수 있는 강아지풀이다. 옛날부터 아시아와 인도, 유럽 등지에서 재배했다. 일본에서는 나라 시대奈良時代 부터 이미 주식으로 이용되었다.

체세포 염색체수 2n=18인 이배체다. 선조 야생종이 유라시아 대륙에 널리 분포해 있기 때문에 기원지를 추측하기가 힘들다고 한다. 그러나 아프가니스탄과 파키스탄 서북부의 조가 원시적인 특징을 보존하고 있어 현재로서는 중앙아시아에서 아프가니스탄과 인도 서북부가 기원지인 것으로 생각하고 있다.

일반적으로는 5월에서 6월에 씨를 뿌려 9월 하순부터 10월 중순까지 수확한다. 그러나 품종의 분화가 진행되고 있어 그 지역에 알맞은 종자와 재배법이 필요해졌다. 생명력이 강하지만 이어짓기는 되지 않기 때문에 콩이나 뿌리채소류와 돌려짓기를 하거나 밀의 사이짓기, 뒷그루 등으로 이어짓기를 피한다. 『식물본초』에 따르면 '맛은 짭짤하고 성질은 조금 한성이며 독성은 없다. 신장의 활동을 돕고 비장과 위의 열을 없애며 기를 증강시킨다.'고 한다.

조로 밥을 지을 때는 조를 대여섯 번 문질러 씻고 하룻밤 담가 둔 다음 조와 물의 비율을 1:1.6으로 맞춰 소금을 약간 넣고 짓는다. 밥이 다 되면 불을 끄고 10~20분 뜸을 들인다. 쌀과 섞어 밥을 지을 때는 쌀과 조의 비율을 9:1에서 8:2 정도로 한다. 기장밥처럼 개운하지 않은 맛은 없으며 곡물의 깊이 있는 맛이 더해진다. 조는 쌀에 비해 단백질과 지방이 풍부하고 탄수화물이 적어 다이어트에 좋은 식품이다. 떡과 빵, 전통 과자를 만드는 데 적합할 뿐만 아니라 밀기울을 넣어 반찬을 만들어도 좋다. 조는 수확량이 적은 탓에 꽤 고가품이기도 하다.

조의 담백한 맛은 일본식 전통 떡을 만들 때도 크게 활약한다. 쌀가루로 만든 떡은 뱃속에 쌓이지만 조를 섞으면 소화가 잘 된다. 열량이 낮고 금방 배가 꺼진다는 과거의 단점은 현대인에게는 오히려 커다란 장점이 아닐까? 물론 빵이나 밥에 섞어도 같은 효과를 기대할 수 있다.

불고기나 바비큐 등 고기를 많이 먹은 날에는 쌀밥 대신 조로 죽을 끓이면 몸속에서 지방이 씻겨 내려가 개운하다. 게다가 육류는 열성이므로 한성인 조와 상성이 좋다. 또 잡곡을 처음 먹는 사람이라도 조는 기장이나 피보다 맛이 강하지 않아 쉽게 먹을 수 있다. 나는 메조보다 차조가 더 맛있지만 메조가 개운하고 먹기 좋다는 사람도 있으니 기호에 따라 선택하자.

조는 피, 보리, 콩, 팥, 벼과 함께 신대사神代史 (역사가 시작되기 전의 신화로 전해지는 시대 _옮긴이)에도 기록된 일본 고래의 오곡이다. 우케모치노카미保食神 (일본 신화에 등장하는 오곡의 신 _옮긴이)의 시체에서 나온 이 곡물들을 아마테라스오미카미天照大神 (일본 신화에 등장하는 태양 신 _옮긴이)가 벼는 '수전종자水田種子'로 조, 피, 보리, 콩은 '육전종자陸田種子'로 만들어 인간의 식량으로 삼게 했다고 한다. 현재 수전종자인 쌀은 공급 과다로 남아돌고 육전종자는 자급률 저하로 수입에 의존하고 있는 현실을 보면 인간의 식량을 위해 거름이 되었던 우케모치노카미도 지하에서 크게 후회하고 있을 것이다. 우케모치노카미를 동정하는 것은 아니지만 일본에서 옛날부터 이어져 내려온 식문화가 쇠퇴하고 사라지는 것은 커다란 손실이 아닐까?

단백질과 지방이
풍부한 피

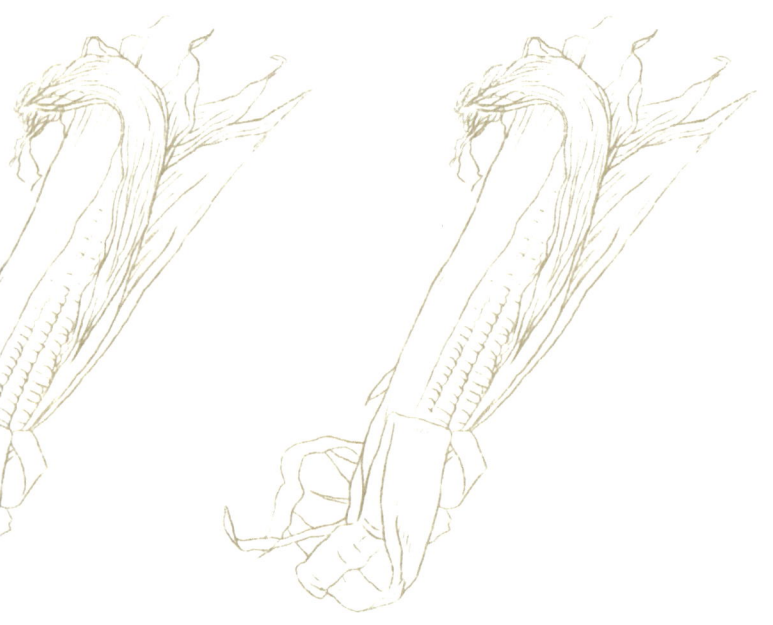

피는 이 1m 전후의 볏과 식물이다. 분식과 입식을 한다. 찰기가 강한 품종도 있지만 기본적으로는 찰기가 없는 메피만 있다고 보는 것이 정확하다. 품종 명에 '찰'이 붙는 것도 있지만 내가 조사한 바로는 찰기가 없는 종밖에 없다. 다수성 곡물이며 사료용 조도 함께 생산된다. 농수산성이 공표한 자료에 따르면 1995년도 통계로는 국내 재배 면적 129ha, 수확량은 257t이다. 피의 생산지는 이와테와 아오모리青森県 등의 도호쿠 지역이다. 일반적으로는 5월 하순에 씨를 뿌려 9월 중순에서 하순에 걸쳐 수확한다.

피는 튼튼해서 냉해, 습해, 산성 토양이나 염해에도 잘 견딘다. 또 단백질과 지방이 풍부해 다른 곡물보다 영양이 많다. 단점은 식으면 푸석거리는 것과 정백하기가 힘들다는 점이다. 정백법으로는 물에 담갔다가 쪄서 건조시킨 다음 찧는 '흑증법 黑蒸法'과 물에 담그지 않고 건조시킨 현곡 玄穀 (곡식을 겉껍질만 벗긴 상태 _옮긴이)을 살짝 쪄서 급속히 냉각시킨 뒤 정곡기 精穀機, 롤러식 현미기 玄米機 (벼를 두 개의 롤러 사이에 넣어 왕겨와 현미로 분리하는 기계 _옮긴이), 다시 정곡기의 순서로 겨를 벗기는 '백증법 白蒸法'이 있다. 다습한 곳을 좋아하기 때문에 논에서 키우기도 한다.

피와 인도피의 기원지는 유라시아 대륙, 핑거 밀레 Finger millet 는 아프리카가 기원이라고 한다. 『니혼쇼키 日本書紀 (일본에서 가장 오래된 역사책 _옮긴이)』에 우케모치노카미의 다섯 몸에서 나온 곡물 중 하나로 기록되어 있는 것을 볼 때 일본에서도 오래전부터 주요 곡물이었던 것으로 보인다. 체세포 염색체 수를 보면 피와 인도피는 2n=54인 육배체인데 핑거 밀레는 2n=4x=56의 사배체로 게놈 구성이 다르다. 각각 다른 야생종에서 나온 것이라고 한다. 또한 피와 인도피도 기원종이 다르다. 『식물본초』에 '맛은 부드럽고 성질은 맵다. 밥을 지어 먹는다.'고 나와 있다.

피로 밥을 짓는 법은 피를 대여섯 번 문질러 씻고 하룻밤 담가 둔 다음 다시 한 번 씻어 쓴맛을 없애고 피와 물의 비율을 1:1.6으로 맞춰 소금을 약간 넣고 짓는다. 밥이 다 되면 불을 끄고 10분~20분간 뜸을 들인다.

쌀과 함께 밥을 짓기보다는 피로만 짓는 편이 편리하다. 쌀은 식어도 푸석 거리지 않지만 피는 식으면 푸석거리기 때문에 조리 용도가 조금 다르다. 피는 잘 씻어서 쓴맛을 없애고 밥을 지으면 이상한 맛이 나지 않아 쉽게 먹을 수 있다. 그리고 반드시 소금을 넣어서 밥을 한다. 소금을 넣은 것과 넣지 않는 것은 맛이 다르다. 소금 한 옴큼만으로도 맛이 놀랍게 좋아진다.

그런데 일본인은 밥을 먹을 때 식기를 들고 먹는다. 그릇을 드는 것이 예절이라고 배우며 밥공기를 들지 않고 젓가락만으로 밥을 떠서 입에 넣으면 부모님은 "똑바로 밥그릇을 들고 먹어야지! 그건 예의가 아니에요!"라고 혼을 낸다. 그러나 음식이 든 그릇을 손에 들고 입 가까이까지 가져가 먹는 일본의 예절은 세계적으로 이례적인 것이며 이웃나라인 한국을 비롯해 '예의에 어긋나는 행동'으로 취급받는다. 왜 일본만 그런 식으로 밥을 먹을까?

식으면 푸석해지는 곡물은 젓가락으로 뜨기가 힘들어 그릇을 입 가까이에 가져가 먹던 풍습이 옛날부터 이어져 내려왔기 때문인 것으로 생각된다. 확실히 중앙아시아에서는 오른손으로 밥을 모아서 카레와 섞어 입으로 가져갔기 때문에 커다란 접시를 들 필요가 없었으며 한국에서는 숟가락으로 국물과 밥을 떠먹었기 때문에 밥그릇을 들 필요가 없었다. 서양에서는 나이프와 포크라는 식사 도구가 있다. 일본인은 그릇 안에서 주식과 반찬을 섞지 않는다. 주식과 반찬이 합쳐진 초밥 등은 납작한 그릇에 담을 때가 많으며 그런 그릇은 손으로 들지 않고 바닥에 놓는다는 예외가 있지만 일반적으로는 그릇을 들어올린다.

"똑바로 밥그릇을 들고 먹어야지! 그건 예의가 아니에요!" 이것이 일본 고대의 잡곡밥과 젓가락 문화에서 비롯되었다고 생각하면 잡곡이 너무나 친근하게 느껴진다.

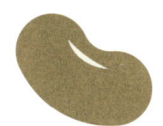
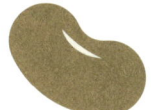

몸의 열기를 제거하는 수수

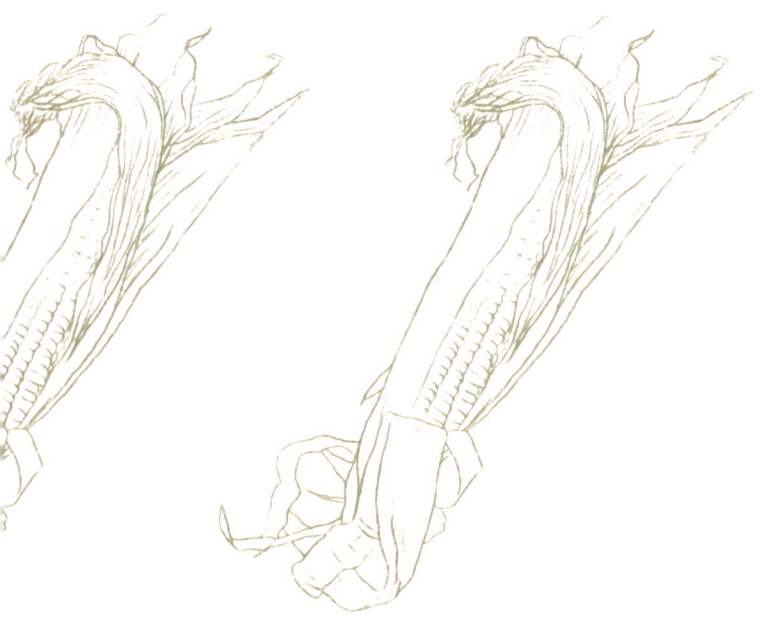

높이 1.5m~3.5m의 볏과 식물이다. 찰수수와 멧수수가 있으며 분식과 입식을 한다. 내한성耐寒性은 가히 최강이다. 기원지는 아프리카며 기원전 2000년 무렵에 인도와 아시아로 전래되었다. 중국에 전래된 것은 고량이 되어 주식 외에 술 등을 만드는 데도 사용되었다. 일본에서는 사료나 거름용으로 이용되기도 한다. 재배와 가공은 기장과 비슷하다. 그러나 기장과는 다른 작물로 길이도 다르고 알갱이의 크기도 다르다. 색은 붉은 팥색으로 다른 곡물과 같이 밥을 지으면 전체가 빨간색이 된다. 소르고Sorgo 라고 부르는 비료용 수수의 재배 면적은 1994년도의 농수산

성 공표 자료에 따르면 3만 6,500ha다. 체세포 염색체수 2n=20인 이배체며 주산지는 미야기 宮城県 와 가고시마 鹿児島県 등의 규슈 지역이다.

제2차 세계 대전 이후의 식량난을 겪은 세대라면 대부분 고량밥을 먹은 경험이 있을 것이다. 기장, 조, 피밥은 몰라도 고량밥은 별로 맛이 없었다고 한다. 나는 결코 맛없는 곡물이라고는 생각하지 않지만……. 전쟁 체험의 이미지와 겹쳐 수수의 맛을 괴롭게 느꼈던 까닭인지도 모른다. 약간 떫은 맛이 나며 톡톡 터지는 듯한 식감과 아름다운 자홍색의 수수는 명예를 회복해도 좋은 곡물이라고 생각한다. 수수가루를 물에 반죽해 얇게 늘려 구운 빵은 맛있으며 밀가루나 쌀가루와 섞어서 옅은 담홍색의 크레이프를 구우면 색깔도 예쁘다. 괴로운 식량난을 연상시키는 식품이 아니라 인도, 중국, 아프리카의 대지와 푸른 하늘을 연상시키는 곡물이다.

수수는 몸을 차게 하는 음식이므로 여름에 먹으면 좋다. 쌀에 조금 섞기만 해도 아름다운 붉은색 밥을 지을 수 있다. 팥보다 조금 밝은 분홍색이라 보기에도 예쁘고 달걀의 노란색과 채소의 푸른색을 돋보이게 한다. 또 수수밥을 지어서 빵 반죽에 넣고 구우면 자른 부분이 빨간 것이 예쁘다. 역한 맛이 그다지 강하지 않아 누구나 좋아할 수 있는 곡물이라고 생각한다.

다만 몸을 차갑게 하지 말아야 할 때는 많이 먹지 않도록 한다. 인도나 아프리카에서 대중적으로 소비되는 곡물이므로 열기를 제거하는 능력은 무시할 수 없다.

사계절의 기를 갖춘 밀

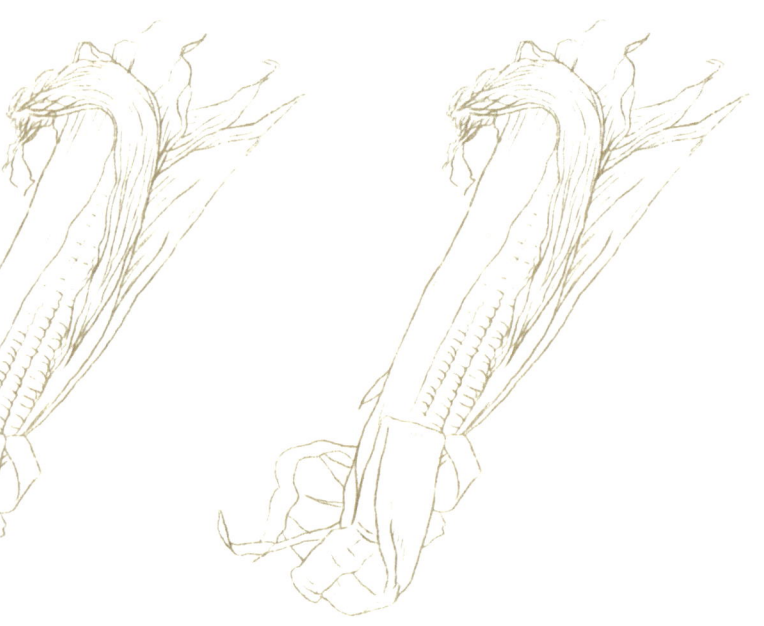

밭에서 나는 곡물의 대명사인 밀은 지구상에서 가장 많이 먹는 곡물이다. 현재 재배되는 것은 빵과 과자로 가공되는 보통밀과 마카로니밀이라고도 하는 듀럼밀이 주류인데 밀속은 크게 일립계, 이립계, 보통계(삼립 이상)의 3군으로 나눈다. 밀의 체세포 염색체 수에 따른 분류로 염색체 수가 일립계는 이배체인 14개, 이립계는 사배체인 28개, 보통계는 육배체인 42개다. 자세히 따지면 이 3군에 속하지 않는 고유 밀이 있지만 특수한 종이므로 제외한다(밀속은 특수한 종을 포함하면 5계통의 군으로 분류

된다).

우리가 빵, 과자, 면으로 먹는 밀은 보통계 밀이며 스파게티나 마카로니로 만들어 먹는 듀럼밀은 이립계 밀이다. 그렇다면 일립계는 무엇이었을까? 사실은 '세계 최초의 밀 한 알은 어디에서 생겼을까?'라는 소박하고도 단순한 의문이 머릿속을 맴돈 것이 내가 밀에 광적으로 집착하게 된 발단이었다. '세계 최초의 밀 한 알'에 대해 한없는 동경을 품은 것을 인연이라고 해야 할지 운명이라고 해야 할지……. 그 이후로 밀에 대한 생각이 머릿속에서 떠나지 않게 된 나는 일본산 밀로 만든 과자와 효모빵을 만들어 먹고 사는 한편으로 문헌을 뒤적이고 제분 공장을 돌고 국내의 밀밭을 돌아다녔다. 또 외국의 밭과 종자에도 손을 뻗쳤다. 십 몇 년 동안 밀을 통해 얻은 경제적 여유를 밀을 위해 쓰면서 지금에 이르렀다.

개인적인 이야기는 이쯤에서 다시 접고 본론으로 들어가자. 간단하게 말하자면 현재 우리가 먹고 있는 빵과 과자 등의 보통계 밀의 기원은 재배종인 이립계 밀과 '에길롭스 스쿼로사 Aegilops squarrosa'라는 야생종 밀의 교잡이다. 마카로니나 스파게티로 만들어 먹는 이립계 밀은 원래 야생종인 이립계 밀을 재배한 것인데 이 야생 이립계 밀의 선조는 쐐기밀이라고 부르는 야생종 밀과 일립계 밀의 교잡이라고 생각된다(다른 설도 있지만). 즉 '세계 최초의 밀 한 알'은 유전자라는 불멸의 힘으로 1만 년이나 되는 시간을 지나 우리의 양식이 되어 입과 뱃속을 즐겁게 해 주고 있는 것이다.

이제 접어 두었던 개인적인 이야기를 다시 꺼내도록 하겠다. 이렇게 해서 드디어 '세계 최초의 밀은 어디에 있었지?'라는 단순한 의문을 풀기 위한 출발점에 설 수 있었다. 풀어야 할 과제는 1만 년에 걸친 인류의 농경사와 곡물 문화사를 더욱 파헤쳐 나가면서 되도록 자신의 눈과 체험으로 확인하는 일이었다. 그리고 내가 할 수 있는 유일한 방법인 '가공 조리법'을 활용해 밀이 가진 매력을 알리는 일이었다. 이것이 제과점을 했던 내가 밀의 씨앗을 퍼트릴 수 있는 유일한 방법인 것이다.

일본의 밀 자급률은 불과 8%로 90%가 넘는 수요를 수입으로 해결한다. 농수산성이 공표한 자료에 따르면 1995년도의 국내 밀 재배 면적은 15만 1,300ha, 수확량은 44만 3,600t이다. 그리고 홋카이도가 밀 생산의 60%를 차지한다. 최근에는 주산지인 홋카이도의 기후 불순과 작황 불량으로 국내 총생산량이 감소하고 있다. 『식물본초』를 보면 '맛은 달고 약간 한성이며 독성은 없다. 겨를 벗기면 열성, 면은 열성, 밀기울은 양성이다. 겨가 붙은 채로 사용하면 열을 없애고 육음六淫 (병을 일으키는 여섯 가지 원인인 풍風·한寒·서署·습濕·조燥·화火를 가리킨다_옮긴이)의 하나인 조기燥氣에 따른 갈증을 멈추게 하고 소변이 잘 나오게 하고 간장의 활동을 도우며 출혈 속도를 늦추고 타액과 함께 피가 나오는 것을 막는 작용을 한다. 여름에 열매를 맺는다. 사계절의 기를 갖추고 있어 오곡 중에서도 가장 귀하다.'라고 나와 있다.

끝없이 계속되는 광대한 북쪽 땅의 밀밭. 수확 전인 여름철에 그 밀밭을 둘러보면 봄에 씨를 뿌린 밀의 녹색과 가을에 씨를 뿌린 밀의 노란색, 황금색이 조화를 이루며 숨이 막힐 듯한 아름다움을 연출한다. 불어오는 바람에 밀 이삭이 물결치는 풍경은 그야말로 바다를 연상시킨다. 나도 모르게 눈물이 나오려는 것을 억지로 참으며 풍년이 되기를 기도한다. 그리고 이 밭을 영원히 볼 수 있기를······.

당뇨병에 효과적인 보리

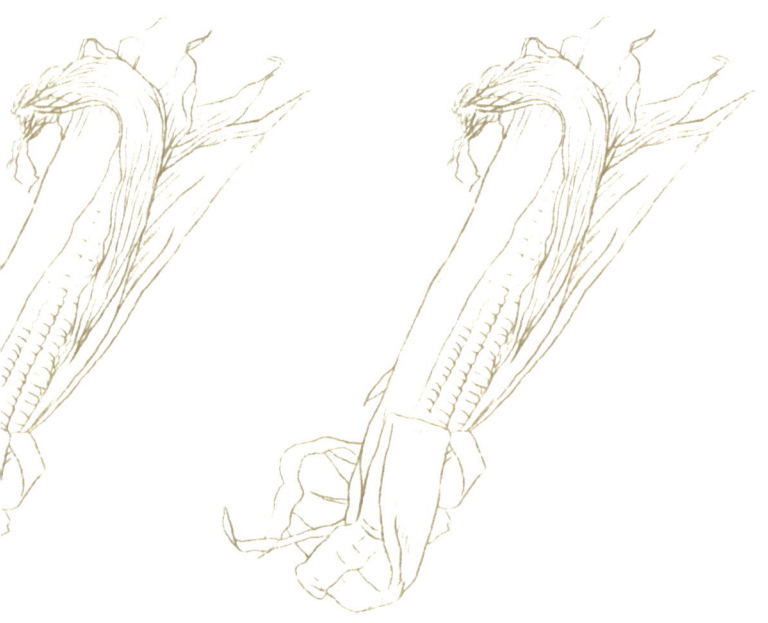

밀과 함께 보리 농경문화의 기원이 된 두 기둥 중 하나가 보리다. 보리밥 이외에도 보리차와 보리된장, 맥주, 위스키로 모습을 바꿔 등장할 때가 많다.

일본의 보리 자급률은 3%로 밀의 자급률보다도 훨씬 낮다. 수입되는 보리의 90% 이상은 가축 사료용이다. 보리는 분식과 입식이 모두 가능하며 보리밥을 좋아하는 사람도 많다. 식물 섬유가 멥쌀보다 10배나 많은 보리는 최근 건강에 대한 의식이 높아지면서 보리밥뿐만 아니라 보리를 주원료로 한 면과 마카로니, 빵 등의 가공품도 주목을 받기 시작했다.

보리의 기원지는 지중해와 서남아시아 지역으로 밀의 기원지와 비슷하다. 2조 보리의 피성皮性과 나성裸性, 6조 보리의 피성과 나성의 네 종류가 있으며 야생종은 대부분이 2조 보리다. 밀과 달리 보리는 단일종으로 체세포 염색체 수는 2n=14로 이배체이며 나성은 재배종뿐이다.『식물본초』를 보면 '맛은 짜고 달다. 성질은 온성이며 조금 한성이다. 독성은 없다. 당뇨병에 효과적이며 열을 제거하고 원기를 불어넣으며 비장과 위의 활동을 돕는다.'라고 한다.

보리에는 메보리와 찰보리가 있다. 찰보리는 동아시아와 동남아시아에서 한정적으로 분포한다. 찰보리는 일본에서도 세토나이카이 주변 지역에서 떡과 경단 등을 만드는 용도로 소량 재배된다. 그 밖에는 면을 만들 때 넣기도 한다고 들었다. 알갱이는 조금 갈색을 띤 자주색이며 속은 흰 가루다. 날로 씹어 보면 단맛이 있으며 겨는 손가락으로 문지르기만 해도 쉽게 벗겨지는 전형적인 나성 보리(6조)다. 새의 피해를 입기 쉬워서 "아무리 재배해도 대부분 참새 먹이가 되어 버려 종자를 얻는 것이 고작이다."라는 이야기도 있다. 종자를 조금 나눠 받았던 적도 있는데 자가제 찰보리 경단을 만들 날을 꿈꾸며 마당에 심자 찾아오는 새들이 그렇게 미워 보일 수가 없었다.

찰보리에만 해당하는 이야기는 아니지만 보리류를 심으면 아무래도 들새들의 먹잇감이 되기 쉽다. 작은 마당에서 실험 재배밖에 할 수 없는 도쿄의 임대 주택 생활자인 나로서는 우아한 기분으로 새들을 바라볼 마음이 들지 않았다. 옛 실력을 살려서 허수아비를 만들기도 했다. 원래 미대생이었던지라 창작력은 꽤 괜찮아서 아주 실감나고 기괴한 실물 크기 인형이 완성되었다. 그러나 도회지 한가운데에 있는 임대 주택 마당에 허수아비를 세울 용기가 나지 않아 실용화에는 이르지 못했다. 결국 무용지물로 변해 버린 허수아비를 처분하는 데는 들새들에 대한 대책 이상으로 고심했다. 그러나 대형 쓰레기로 버리기도 망설여졌다. 새들에게 지지 않고 찰보리 재배를 반드시 성공시키고 싶었던 것이다.

예전에 일본의 한 수상은 "가난한 사람은 보리를 먹어라."라고 말했다. 그 때문인지 일본에는 '보리밥은 가난한 사람이나 먹는 것'이라는 이미지가 매우 강하게 자리잡고 있다. 솔직히 말하면 나도 그런 생각을 품고 있었던 사람 중 한 명이며 예전에 시골에서 부모님과 살던 18년 동안 줄곧 보리밥만 먹고 자란 사람 중 한 명이다. 학교 급식이 시작되기까지 나는 계속 도시락으로 보리밥을 싸 왔다. 주위의 아이들은 모두 흰 쌀밥이었기 때문에 나는 밥이 보이지 않게 도시락 뚜껑으로 감추며 허겁지겁 보리밥만 빨리 먹어 치웠다.

이제는 고향인 홋카이도에서도 찰기가 있는 맛있는 쌀이 나오게 되었지만 당시에는 아직 재배 기술이 발달하지 않아 외국 쌀 같이 찰기가 없는 푸석푸석한 쌀밖에 키우지 못했다. 부유한 집에서는 대개 일본 내륙에서 수확한 쌀을 먹었지만 가난한 우리 집은 푸석푸석한 쌀을 사서 먹었다. 그리고 찰기를 보충하기 위해 밀을 10~20% 정도 함께 넣고 밥을 지었다. 그런데 밀밥은 밥을 다 지으면 밀만 위로 떠오른다. 내가 직접 도시락 통에 밥을 풀 때는 일부러 위의 밀을 걷어 내고 되도록 아래 있는 흰쌀만 담았다. 부모님한테 들키면 눈물이 쏙 나올 정도로 혼났지만……

도쿄로 와서 자취를 시작하고 가장 기뻤던 일은 흰 쌀밥을 먹은 일이었다. 그리고 쌀의 맛에 깜짝 놀랐다! 처음에는 '어, 이거 뭐지? 내가 찹쌀을 사 왔나?'라고 착각할 정도로 찰기가 강하게 느껴졌다. 일본인이면서도 그때까지 쌀이 얼마나 맛있는지 몰랐던 것이다. "우와, 쌀밥 정말 맛있다! 역시 쌀밥이 최고야!"라면서 반년 정도 하루 세끼를 쌀밥만 배 터지게 먹었다. 너무 많이 먹었는지 나중에는 몸의 상태가 이상해졌다. 쌀밥도 적당히 먹지 않으면 몸뿐만 아니라 마음에도 악영향을 미친다. 쇳덩이도 소화시킨다는 열여덟 살의 어리석은 행동이었다고 지금은 생각한다.

속이 든든하고
맛있는 호밀

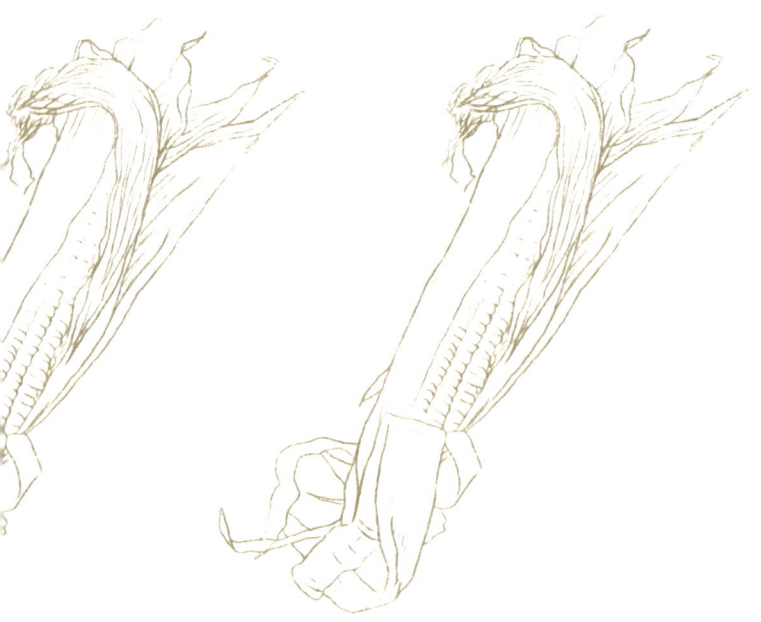

높이 1.5~1.6m의 볏과 식물이다. 추위에 강하며 대개 가루로 만들어 빵을 만드는 데 사용한다. 또 증류주 등의 양조용으로도 사용한다. 북유럽과 러시아에서 재배하는 것으로 유명한데 일본에서는 홋카이도에서 소량을 재배하는 정도다. 호쿠리쿠나 규슈에도 재배하는 곳이 있기는 하지만 극히 소량이다. 희미하게 느껴지는 신맛에 독특한 식감과 향을 지닌 호밀빵은 빠지면 헤어나지 못할 만큼 맛있으며 속도 든든하다. 일본산 호밀은 외국산에 비해 독특한 맛이 조금 약하다.

호밀의 기원은 아직 정확히 알려지지 않았는데 일반적으로는 밀밭과 보리밭에서 자라던 잡초를 재배하기 시작했다는 이야기가 있다. 잡초 호밀은 한랭하고 척박한 땅에서도 잘 자라기 때문에 오랜 시간 동안 재배 지역이 확대된 것으로 생각된다. 체세포 염색체 수는 2n=14로 이배체다. 호밀은 가을에 씨를 뿌려 여름에 수확한다. 알갱이의 색은 조금 푸른 기가 감도는 회색이며 가루는 회갈색이다. 호밀은 재배종이라고 해도 왠지 야생적인 특징이 남아 있는 모습이다. 이삭은 작고 줄기는 길어 거대한 잡초처럼 보이기도 한다. 바람에 흔들리는 모습도 다른 재배 보리 종류 같이 일정하게 파도처럼 물결치지 않고 각각 제멋대로 흔들린다.

호밀과 보통계 밀을 교배시킨 라이밀 wheat rye 이라는 것도 있다. 알갱이의 특징은 글루텐이 없으며 거의 호밀과 같다. 높이는 1.8~2m 가까이 되며 키가 클 뿐만 아니라 굵고 튼튼하다. 라이밀의 튼튼한 줄기는 축산업에서 축사에 까는 짚 등으로 활용한다. 사일리지 silage (사일로 silo 에 저장한 목초_옮긴이)보다 훨씬 싼 가격으로 짚을 만들 수 있다. 라이밀은 먹는 부분인 이삭보다 줄기의 이용에 더 큰 비중을 둔다.

호밀빵을 처음 먹었을 때 나는 애타게 찾던 그리운 맛을 만난 듯한 기분이 들었다. 호밀빵의 맛은 한번 좋아지면 다시는 헤어나기 힘들다. 제2차 세계 대전 때 시베리아에 억류된 경험이 있는 분들에게는 그야말로 피눈물이 묻은 빵이겠지만……. 아버지는 그 세대보다는 조금 젊으시지만 어렸을 때 사할린에서 일본으로 쫓겨난 이국 출신이다. 징집 경험이 없다고는 하지만 어머니와 사별한 소년이 아는 사람 하나 없는 나라에 맨몸으로 건너왔으니 얼마나 힘들었을까? 아버지는 나이가 드실수록 망향의 한을 잊지 못하고 러시아의 뉴스에 일희일비하셨다. 뉴스 캐스터의 러시아어 발음이 나쁘다면서 불평도 하셨다. 얼마나 고향 땅이 밟고 싶으셨을까? 아버지를 모시고 어떻게든 러시아로 건너가 보고 싶지만 아버지는 나이 들수록 엉덩이가 무거워지셨다. 사실 엉덩이가 무거워진 것이 아니라 마음의 갈등이 커진 것이라는 사실을 잘 알고 있다. 딸은 고생을 모르고 자라 아무 곳에나 잘 돌아다니며 러시아에도 아이를 데리고 몇 번이나 갔다 왔다. 그러나 러시아에 가려면 비행기를 갈아타야 한다. 역시 마음 편히 어른을 모시고 가기에는 불편한 나라다. 그러나 러시아의 호밀빵은 맛있다. 그리고 캐비어 caviar 는 더 맛있다. 호밀뿐만 아니라 밀로 만든 과자도 정말 맛있다. 쿠키가 크고 단단한데 밀가루의 맛 자체가 발군이다.

피부 관련 질환에 좋은 율무

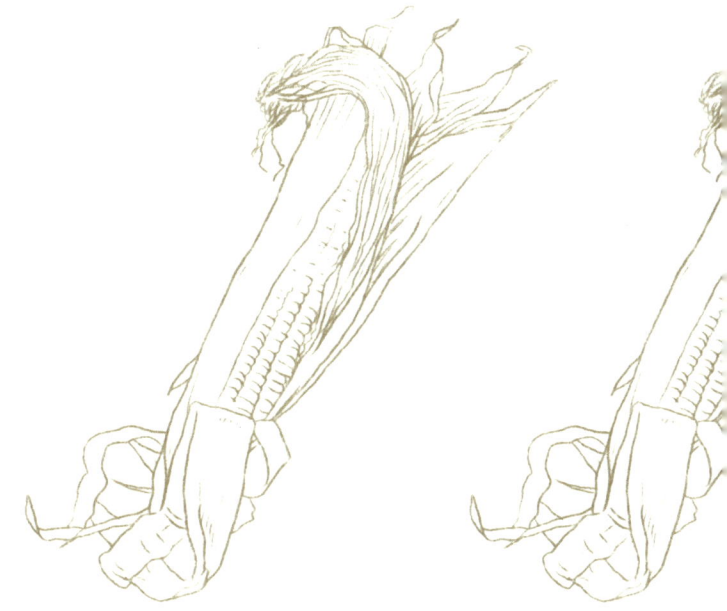

높이 1m 전후의 볏과 식물이다. 다년초인 염주의 근연종인데 율무는 한해살이다. 특이한 점은 전분질이 찰기가 있다는 점이다. 찰기가 없는 종은 아주 드물다. 찰기가 있는 곡물은 동아시아 특유의 종으로 지중해와 서남아시아에 기원을 둔 밀 문화와는 거리가 멀다.

약효가 있는 것으로 알려져 의이인薏苡仁이라는 이름으로 불린다. 입식 외에 가루로 만들어 떡이나 경단도 만들 수 있다. 일본에서는 도호쿠, 주코쿠·시코쿠, 호쿠리쿠 지역에서 재배한다. 농수산성에서 공표한 자료에 따르면 1994년도의 일본 국내산 율무의 재배 면적은 122ha, 수확량은 136t이다.

　　　율무의 기원은 인도네시아 주변이라고 하며 이곳 역시 밀 문화권이 아니라 동남아시아의 농경 문화권이다. 지금도 인도의 아삼 Assam 지역에서 율무를 많이 재배한다. 대부분의 밀류는 겨울 곡물이지만 율무는 여름 곡물로 쌀농사 문화에 가깝다. 찰기가 있는 곡물 특유의 향과 맛이 나지만 약효가 있기 때문에 많이 먹지 않는 것이 좋다. 적당량은 하루에 10알 정도다. 알갱이가 상당히 커서 잘 익지 않는다. 쌀과 함께 밥을 지을 때는 미리 율무만 오래 물에 담가 두었다가 미리 익힌 다음 쌀과 함께 밥을 짓는다. 많은 양을 익힌 후 나눠서 포장해 냉동실에 두고 필요한 만큼만 사용한다. 가루로 만들어 쓰면 더 편하다. 알갱이의 생김새가 장난감처럼 귀엽다.

　　　율무는 다양한 피부 관련 질환(여드름, 거친 피부, 뾰루지, 티눈, 굳은 살, 사마귀)에 좋고 몸을 차갑게 하는 식품이므로 여름에 지친 몸의 열기를 뺄 때 유용하다. 봄바람에 피부가 거칠어지고 꽃가루에 눈과 코가 빨개지며 장마와 여름 더위에 기진맥진하는 나 같은 사람이라면 적은 양을 상시 복용하는 것이 좋다. 율무가루는 튀김옷을 입힐 때 밀가루 대신 사용하거나 경단을 만들 때 조금 넣기도 한다. 많이 쓰면 율무 특유의 맛이 음식 맛을 떨어뜨린다. 역시 맛만 놓고 따지면 밀가루가 맛있다. 많이 먹어도 의미가 없으니 몸에 대한 배려의 차원에서 조금씩 약처럼 사용한다. 율무가루는 맛을 살리려는 목적으로 쓴 적은 없다. 이렇게 쓰니 마치 율무는 맛이 없다고 생각할지도 모르지만 어디까지나 내 견해일 뿐이다. 나는 밀이나 호밀을 더 좋아할 뿐이다.

　이런 내가 율무의 맛을 즐기는 요리가 하나 있다. 율무 튀밥이다. 이것만큼은 정말 맛있다. 사람들한테 마구 자랑하고 싶어서 적당히 이유를 만들어 생각나는 사람들에게 모두 보내고는 "먹어 봤어? 어때? 맛있지?"라며 혼자서 의기양양해 한다. 만드는 법은 먼저 율무를 씻어 하루 정도 물에 담가 놓았다가 적당히 물을 넣고 밥솥에 찐다(쌀밥과 같은 정도가 좋다). 그런 다음 율무를 넓은 소쿠리에 펼쳐 놓고 봄바람에 말린다. 바람이 센 날이면 하루로도 충분하고 바람이 불지 않는 따뜻한 날이면 이틀 정도 걸린다. 어쨌든 바짝 마를 때까지 내버려 둔다. 다 말랐으면 뜨거운 기름에 튀기기만 하면 된다. 쉽게 말해 단순한 튀밥인 것이다.

　기름의 온도가 낮으면 딱딱해져서 본래의 맛이 나지 않는다. '펑!'하고 튀기려면 기름을 190℃ 정도로 가열한다. 바짝 마른 율무를 뜨거운 기름에 한 알 넣어 봤을 때 일단 가라앉았다가 4초 뒤에 떠오르면 알맞은 온도다. '펑!'하고 터지면 부피가 커지니 한 움큼 정도만 기름에 넣는다. 알갱이들이 일제히 춤을 추듯 터지므로 20~30초 안에 서둘러 건진다. 마지막으로 기름을 잘 빼고 소금을 뿌린다. 완성된 율무 튀밥은 간식으로도 좋고 술안주로도 그만이다. 처음에는 조금씩만 먹으려 하지만 먹다 보면 나도 모르게 큰 봉지에 만들어 놓은 것을 전부 먹어 버리고 만다.

다양한 요리에 응용할 수 있는 옥수수

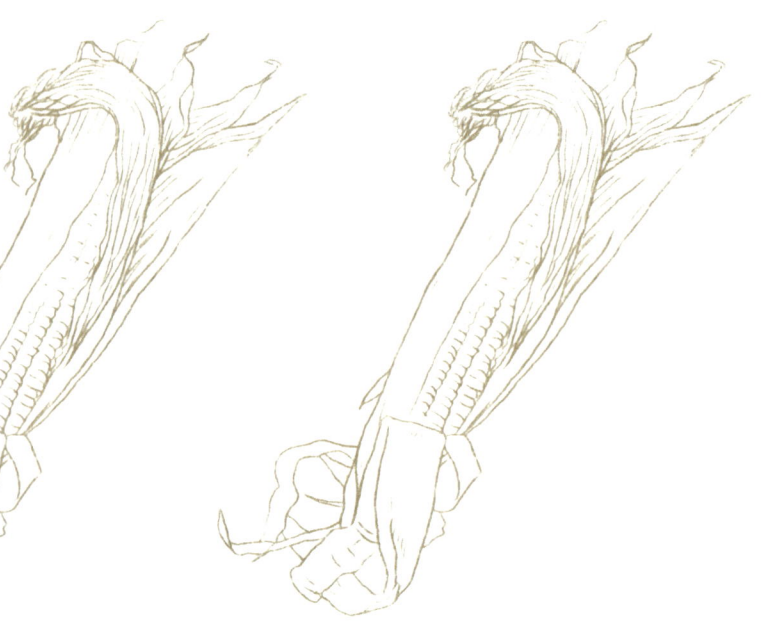

쌀, 밀과 함께 세계 3대 곡물의 하나다. 마야 문명과 아스텍 문명이 번성한 신대륙(멕시코를 중심으로 중앙아메리카에서 북아메리카를 포함) 농경 문화의 기초가 된 곡물이기도 하다. 일본에서 먹는 옥수수는 단맛이 나는 입식용이 대부분이지만 세계적으로는 가공용 품종인 덴트콘 Dent Corn 을 더 많이 재배한다. 옥수수 가공품으로는 분식용인 콘밀 corn meal 과 콘그릿츠 corn grits, 콘플라워 corn flour, 콘스타치 cornstarch 등이 있다. 모두 제과 제빵과 요리에 폭넓게 사용된다. 무발효 빵인 토르티야 Tortilla 는 일본에서도 이미 친숙한 존재다. 그리고 여기에 살사 소스로 버무린 속을 채운 요리가 타코스 tacos 다. 옥수수의 줄기와 잎은 가축 사료와 비료로 쓰이며 순전히 이것을 위해 재배하는 옥수수도 있다.

농수산성이 공표한 자료에 따르면 일본 국내의 옥수수 재배 면적은 1994년도 현재 169ha, 수확량은 440t이다. 주산지는 규슈, 도호쿠, 주코쿠·시코쿠 지역이다. 당도가 높은 옥수수가 주류가 되어 버린 탓에 요즘은 어렸을 때 밥 대신 먹었던 달지 않은 옥수수를 구하기가 힘들다. 옛날 옥수수는 지금처럼 과자 같은 단맛이 아니라 쌀이나 밀에 가까운 곡물로서의 단맛이 있었다. 또 노란색뿐만 아니라 흰색과 팥색, 검은색 알갱이가 섞인 작은 것도 있었다. 색이 다르면 맛과 향도 조금씩 달랐던 기억이 난다. 달지 않은 옥수수가 그리워질수록 지금의 옥수수는 너무 달고 개성이 없다. 달기만 해서는 주식이 될 수 없다. 그러나 아주 소수파이기는 하지만 찰옥수수도 있어서 이것을 반죽해 떡을 만들면 쫀득쫀득한 것이 참 맛있다. 찰옥수수로 만든 떡은 히로시마 広島県 의 미하라 시 三原市 에 사는 분이 구정에 만들었다며 보내서 처음으로 먹어 봤다. 책 등에서 읽어서 알고는 있었지만 실제로 먹어 보니 일반 떡과 별 차이가 없을 정도로 쫄깃쫄깃했다. 그때 받은 옥수수는 자줏빛 찰옥수수로 재래종이었다. 그 밖에 흰색과 노란색이 섞인 찰옥수수도 있다.

북이탈리아에는 콘밀에 물을 넣고 가열하면서 반죽해 납작한 형태로 식혀 굳히는 '폴렌타 polenta'라는 요리가 있다. 치즈를 뿌리거나 토마토소스를 곁들여 마치 파스타처럼 조리해 먹는다. 말하자면 이탈리아식 옥수수떡이다. 이 떡은 노란색이 선명해 토마토, 푸른 채소, 버섯 등과 함께 요리하면 식탁이 순식간에 다채로운 색으로 장식된다. 원래 폴렌타는 옥수수가 아니라 기장으로 만들었다고 한다.

콘플라워는 콘밀보다 더 곱게 간 것이다. 만져 보면 노란색 밀가루 같은 느낌이다. 튀김을 만들 때 밀가루만 쓰지 말고 콘플라워를 3분의 1정도 섞어 보자. 바삭바삭한 튀김이 된다. 콘플라워는 희미하게 단맛이 나기 때문에 부드러운 맛을 내고 싶을 때 쓰면 좋다. 쿠키나 케이크를 구울 때도 조금 섞어 주면 상쾌하고 부드러운 맛을 즐길 수 있다. 그러나 나는 역시 찐 옥수수로 하모니카를 만들며 먹는 것이 가장 좋다.

귀중한 단백질 공급원 콩

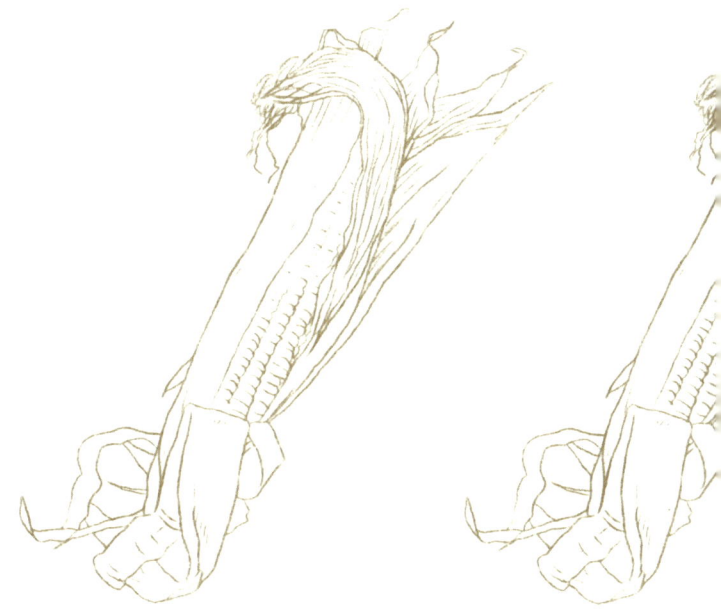

품종 개발로 여러 품종이 있지만 크게 나누면 노란콩과 색콩으로 나눌 수 있다. 일본인에게는 알갱이 채로 먹는 것보다는 된장, 간장, 두부, 낫토 같은 가공 식품으로 먹는 콩이 일상적인 모습이다. 그 밖에 식용유의 원재료로도 많이 사용하는 등 콩은 자유자재로 모습을 바꾼다. 된장을 만들거나 두부를 만들거나 외국산 콩보다 일본 국내산 콩이 맛있는 까닭은 단백질과 유분이 많기 때문이다. 간장, 된장, 두부 같은 콩 가공 식품은 단순히 다른 원재료와 조합하는 것만으로도 복잡한 단맛, 깊은 맛,

감칠맛을 만들어 낸다. 그렇기 때문에 주재료인 콩의 질이 맛으로 직결된다. 농수산성이 공포한 자료에 따르면 국내의 콩 생산량은 1995년도 현재 11만 9,000t, 재배 면적은 6만 8,600ha다. 된장과 간장 같은 일본을 대표하는 조미료의 원재료인 콩도 대부분 수입에 의존하고 있다.

옛날부터 콩은 일본인에게 친근한 작물이었으며 논두렁 밭두렁에 심거나 돌려짓던 작물이었다. 여름 콩은 5~6월에 씨를 뿌리며 가을 콩은 조금 늦은 7월에 씨를 뿌린다. '대두大豆'가 되기 전에 먹는 풋콩은 순식간에 제철을 맞이했다가 다시 순식간에 떠난다. 비취색 풋콩의 제철은 짧다. 그 시기를 놓치면 콩의 신선함은 대두 특유의 단백질과 유분으로 성숙한다. 가지가 노랗게 되었을 때 잡아 흔들면 안에서 콩이 바스락바스락 소리를 낸다. 안에 든 콩은 이미 대두 상태. 콩은 『고사기古事記』와 『니혼쇼키』에도 등장하는 오곡 중 하나며 일본의 기후와 풍토에 잘 적응한 작물이라 할 수 있다. 육식이나 유제품 문화가 보급되지 않았던 시대에는 귀중한 단백질 공급원이었다.

옛날의 콩은 콩에 붙어 있는 돌기가 검은색이나 갈색이었다. 지금 주류를 이루는 콩은 백색콩이다. 돌기의 색이 흰색이라 가공을 해도 돌기가 잘 티가 안 난다. 그런데 사실 이것은 수확량과 겉모습을 위해 품종 개량한 신종 콩이고 돌기가 금방 눈에 띄는 검은눈콩이나 갈색눈콩이 재래종이다. 재래종은 그 땅에서 오랫동안 살아남은 생명력이 강한 품종이다. 지금은 개량종에 밀려 검은눈콩과 갈색눈콩을 구하기가 하늘의 별 따기가 되었다. 그러나 나는 역시 옛날부터 전해져 내려온 콩을 먹고 싶었다. 그래서 결국 손바닥만 한 마당을 뒤엎어서 종자용으로 남겨 둔 콩을 심었다. 물론 손바닥만 한 마당에서는 쥐꼬리만큼 수확한다. 이렇게 되자 콩이 귀중품으로 생각되었다. 두부나 낫토가 왜 그렇게 값이 싼지 안쓰럽기조차 했다. 우리 집의 손바닥만 한 마당에서는 오이, 토마토, 가지, 피망, 염교, 파드득나물, 산파, 보리, 밀이 잡초와 함께 자라고 있다. 흙에 심어 놓기만 하면 해님과 비가 키운다. 흙이 있다는 것은 행복하고 멋진 일이다. 최고의 사치다.

신록이 싹을 틔우는 봄에 잡초를 뽑고 흙을 뒤집으면 부엽토 아래서 검은 흙이 나온다. 흙 안에 살던 곤충들이 불청객의 침입으로 꿀맛 같은 잠을 방해받자 몸을 동그랗게 말거나 도망치며 저항한다. 그 속에 종자와 모를 같이 살게 하고 그 다음에는 그냥 내버려 둔다. 수확할 시기가 되면 다 자란 것부터 순서대로 수확한다. 노란콩이 되기를 기다리지 못하고 풋콩일 때 맥주 안주로 먹어 버리는 일이 일상다반사다. 그래서 직접 기른 콩으로 된장을 만든다는 목적을 이룬 적은 한 번도 없다. 무엇을 위해서 콩을 심었는지 알 수가 없어 자신이 한심해지기도 한다. 하지만 그만큼 갓 따낸 풋콩은 맛있다. 심지어 여름이 되면 콩을 굳이 된장으로 만들 필요가 있겠느냐는 생각이 든다. 그리고……. 깊은 가을이 되어 된장을 만드는 계절이 되면 그때 다 먹지 말고 남겨 뒀다가 된장을 만들 걸 하고 후회한다. 매번 이러니 정말 구제불능이다.

동양의 콩, 팥

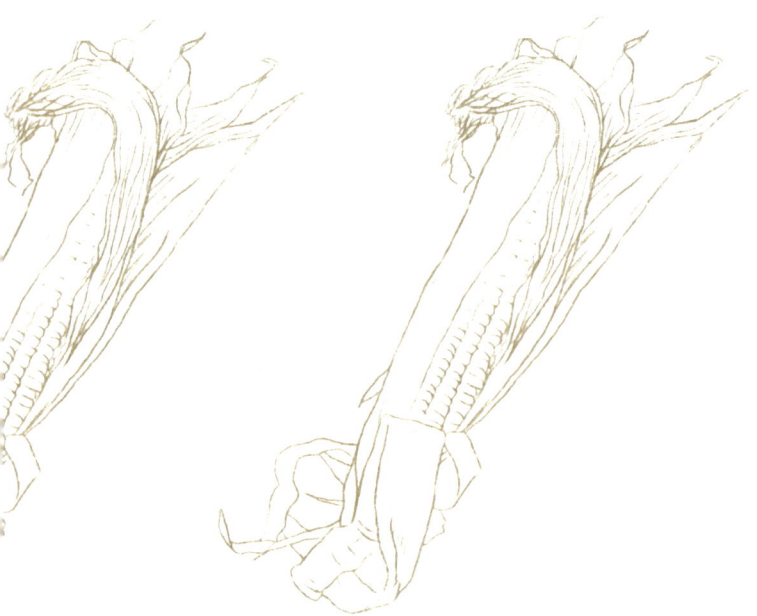

팥은 콩과 마찬가지로 오래된 재배 작물로『고사기』와『니혼쇼키』에도 기록된 일본의 대표적 콩류이다. 또 동아시아가 재배 기원인 동양의 콩이기도 하다. 팥을 먹는 지역은 동아시아의 일부 지역에 국한된다. 찰기 있는 곡물을 먹는 식문화의 유사성도 엿보이며 하나 같이 귀신이나 액운을 쫓는 음식인 점도 흥미롭다. 팥에는 대표적인 붉은팥 외에 흰팥이 있으며 더 옛날에는 검은팥과 푸른팥, 얼룩팥 등 여러 종류가 있었지만 지금은 붉은팥이 주류다. 팥의 붉은색에 액운을 쫓는다는 의미를 부여해 붉은밥 등을 짓는 풍습은 지금도 계속되고 있다. 찰옥수수로 만든 떡의 자줏빛이나 찰보리의 자줏빛 등 색에서도 찰기가 있는 곡식과의 공통점을 느낄 수 있다.

농수산성이 공표한 자료에 따르면 1995년도 현재 국내 생산량은 9만 3,800t, 재배 면적은 5만 1,200ha다. 부족한 수요는 중국과 대만 등지에서 수입한다. 팥죽과 팥경단, 각종 전통 과자를 만드는 데 꼭 필요한 팥은 홋카이도가 주요 생산지로 냉해나 햇빛의 부족 등 기후에 악영향을 받을 때가 많다. 홋카이도는 콩류를 재배하기에 적합한 곳이 아니지만 재배 기술 등 인위적인 노력을 기울였다. 그래도 홋카이도라는 가혹한 자연 조건 속에서는 재배 기술만으로 어찌 할 수 없을 때도 많다.

팥은 전통 과자의 팥소나 팥밥을 만들 때 주로 이용한다. 약용으로는 잉어와 팥을 삶아 만드는 스프가 있는데 부종에 좋다고 한다. 나는 팥을 콩류가 아닌 곡물로 보고 서양식 조리에도 이용한다. 팥을 끓여 그 물과 팥으로 밀가루를 반죽해 빵을 굽거나 케이크 반죽 속에 삶은 팥을 넣기도 한다. 이렇게 상당히 버터 냄새나는 요리를 만들어 먹는데 꽤 맛있다. 겉모습도 붉은 반죽에 팥 껍질이 여기저기 보이는 것이 귀엽다. 또 팥에 꿀을 넣고 끓인 것을 듬뿍 넣어 국적 불명의 과자를 만들기도 한다.

어렸을 때 어머니께서 여름 간식으로 팥빙수를 만들어 주셨다. 산처럼 가득 쌓아 올린 얼음 가루에 삶은 팥을 올리고 달콤한 연유를 뿌린다. 새빨간 딸기 빙수에 비해 겉보기는 별로지만 맛은 훨씬 좋았다. 머리가 아플 정도로 차갑지도 않고 차가움 속에서도 약간 따뜻함이 느껴졌다.

기력을 보강해주는 메밀

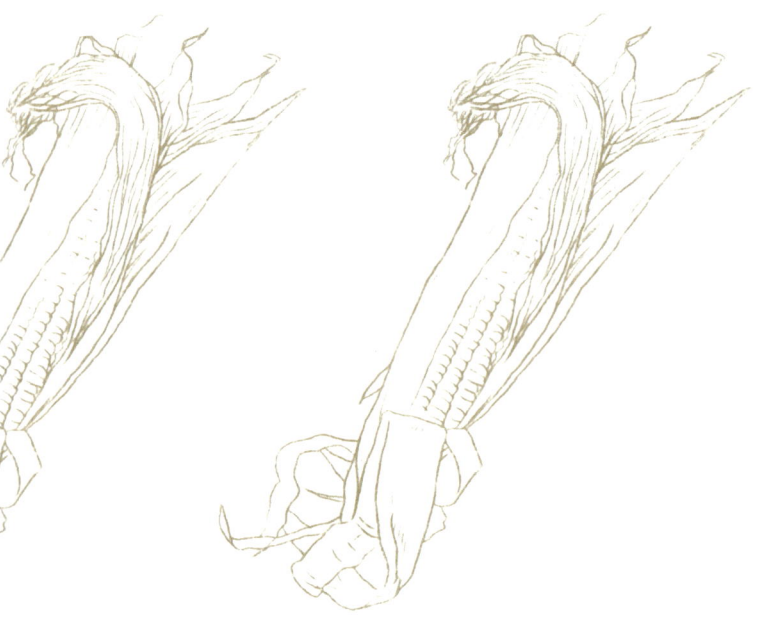

이름에 '밀'이 들어가기는 하지만 밀의 일종이 아니라 여뀟과의 한해살이풀이다. 척박한 토지나 추운 곳에서도 잘 자라며 6월에 씨를 뿌려 9월에 수확한다. 극심한 환경 속에서 사는 개척 농민의 귀중한 식량이기도 했다. 면 같은 분식뿐만 아니라 메밀쌀이라고도 하듯 쌀처럼 입식도 가능하다. 어린 싹은 무침이나 튀김을 만들어 먹어도 맛있다. 일본적인 음식으로 생각되지만 세계의 많은 지역에서 먹는다. 원산지는 중앙아시아라는 설도 있고 아무르 강 유역이라는 설도 있다. 본고장의 크레이프는 메밀가루로 만든다는 이야기는 유명한데 프랑스의 브르타뉴 Bretagne 지방이 메밀가루 크레이프의 발상지라고 한다. 한 손으로 동전을 쥐고 다른 한 손으로 크레이프를 공중에서 뒤집으면 부자가 된다는 전설이 있다고 한다. 브르타뉴 지방은 메밀과 호밀 정도밖에 자라지 않는 땅이었다. 처음에 크레이프를 만들었을 때는 소박하고 검소한 음식이었을 것이다. 메밀은 기호성이 높아 미식가들에게 자주 언급되는데 반드시 그 지역만의 먹는 법이 있다.

농수산성에서 공표한 자료에 따르면 1994년도 현재 일본 국내 재배 면적은 2만 205ha, 수확량은 1만 9,657t이다. 산지는 거의 전국에 퍼져 있는데 홋카이도, 규슈, 간토, 도호쿠 지역이 주요 산지다. 여름이 끝날 무렵 피는 흰 꽃이 예쁘다. 『식물본초』에 따르면 '알맞게 단맛이 난다. 한성이며 독성은 없다. 장과 위의 활동을 돕고 기력을 보강 해 준다.'라고 한다.

메밀가루는 품종과 제분 과정에 따라 성질과 흡수성이 달라기 때문에 다루기가 힘들다. 메밀가루는 햇메밀로 바로 만든 것이 가장 좋지만 어디까지나 말이 그렇다는 것일 뿐 언제나 기대할 수는 없다. 나는 메밀가루를 국수보다 과자나 요리에 쓸 때가 많기 때문에 곱게 간 것을 산다. 국수를 만들 때는 어느 정도 거친 편이 자연의 냄새가 나는 면이 된다. 너무 고운 가루는 풍미가 살지 않는다. 그러나 쿠키를 만들 때는 찰기가 필요하다. 그래서 곱게 간 쪽이 실패 확률이 적다. 고운 가루로 만들어야 맛있기 때문이 아니라 작업이 편하고 식감이 부드러워지기 때문에 선택한다. 메밀가루를 밀가루 대신 쓰면 과자가 갑자기 순진한 시골 소녀처럼 바뀐다. 버터가 많이 들어간 과자라도 느끼하지 않다. 그래서 나는 메밀가루를 즐겨 사용한다.

메밀에는 루틴^{rutin} 이라는 몸에 좋은 성분도 들어 있어서 제면 가공뿐만 아니라 제과 제빵에도 더 활용해야 할 곡물이라고 생각한다. 루틴이 고혈압 등의 성인병에 효과적이라는 사실은 잘 알려져 있다. 루틴은 물에 잘 씻겨 내려가기 때문에 일본식 메밀국수만으로는 메밀의 효능을 자신의 것으로 만들 수가 없다. 그래서 나는 되도록 삶지 않고 메밀을 통으로 쓰자고 생각해 과자나 요리에도 사용한다. 메밀을 좋아하는 미식가가 아니라 단순히 '메밀가루'를 좋아한다고 할까? 또 메밀을 뜨거운 기름에 튀겨서 튀밥을 만들어 국에 띄워 먹거나 과자를 만드는 데 쓰기도 한다.

마당 한구석에 종자를 뿌려 놓으면 가만히 놔둬도 잡초처럼 싹을 틔운다. 척박한 땅에서도 튼튼하게 자란다. 메밀 종자를 한 옴큼 얻어 방임 재배를 해 보는 것은 어떨까? 메밀국수는 무리더라도 메밀 싹 무침은 가능할 것이다.

미네랄이 풍부한
아마란스

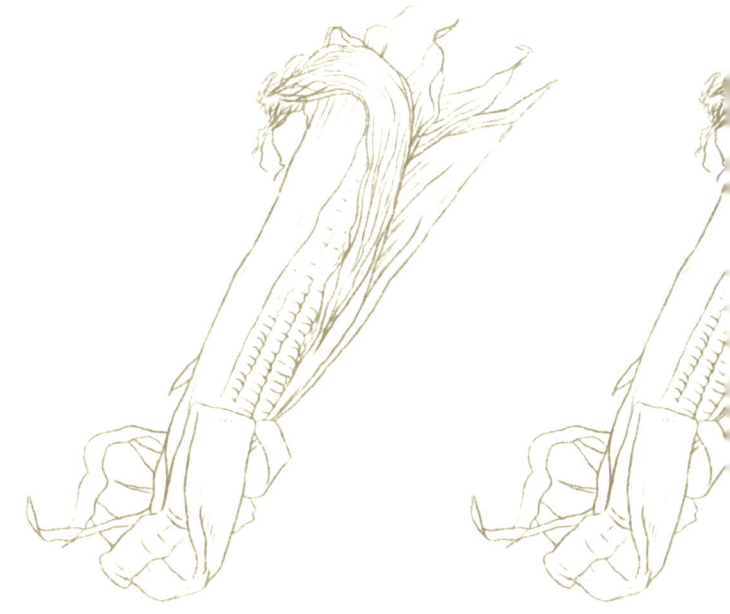

비름과 식물이다. 어린 열매를 식용으로 쓰며 종류에 따라서는 채소처럼 먹거나 관상용으로 쓰기도 하고 사료용 사일리지로 만드는 등 낟알뿐만 아니라 풀도 유용하게 쓰인다. 기원은 멕시코에서 안데스 산맥에 걸친 중남미로 기원전 5000년경에 이미 재배되었다고 하는 오래된 작물이지만 일본에는 에도 시대 말기에 들어왔다. 일본에서는 역사가 짧기 때문에 다른 곡물류만큼 알려지진 않았지만 철분과 칼슘 등 미네랄이 풍부해 주목을 받으면서 요즘은 구하기 쉬워졌다. 농수산성이 공표한 자료에 따르면 1994년도 현재 일본 국내 재배 면적은 14ha, 수확량은 15t이다.

이와테, 아오모리 등 도호쿠 지역이 주된 산지다.

아마란스에는 인체에 해로운 수산(蓚酸)(옥살산)이 들어 있다. 쌀이나 보리만큼 자주 많이 먹지 않아 심각한 문제라고 생각하진 않지만 기억해 둬도 손해는 아니다. 생육 기간이 짧아 5월 하순부터 6월 상순에 씨를 뿌리면 석 달 정도 지나 수확할 수 있다. 알갱이는 피보다 더 작다. 그 때문인지 빨리 익어서 요리하기가 쉽다. 피, 조, 기장과 같은 용도로 다양하게 사용할 수 있다. 프라이팬에서 갈색이 되어 향기가 날 때까지 볶아 빵 반죽에 섞거나 호지차에 섞어 마시면 맛있게 먹을 수 있다. 나도 대부분 바짝 볶아서 향기를 즐기는 편이며 솔직히 말해서 아마란스를 같이 넣고 지은 잡곡밥은 그다지 맛있다고는 할 수 없다. 밥보다는 빵이나 과자 등으로 만들 것을 추천한다. 고산 지대나 냉해 지역에서도 뿌리를 내리고 열매를 맺는 생명력 강한 곡물이다.

아마란스를 가루로 만든 것도 있는데 이것은 밀가루 등과 섞어서 빵, 과자, 면을 만들 때 쉽게 이용할 수 있다. 다른 재료와 섞지 않고 아마란스가루만으로도 만들 수 있지만 맛은 그리 좋지 않다. 아마란스가 태어나 자란 태양빛이 강한 고원에서 먹으면 맛있을지도 모르겠다는 생각이 들면 요리 따위는 집어치우고 현지로 훌쩍 날아가고 싶어진다.

아마란스와 비슷한 환경에서 태어나고 자란 곡물로 퀴노아가 있다. 사용법은 아마란스와 같다. 퀴노아가 좀 더 독특한 맛이 적어 먹기 쉬운 것 같다. 밀 알레르기가 있는 사람을 위한 밀가루 대용으로 쓰이는 곡물로 밀가루를 섞지 않고 퀴노아가루만으로도 과자와 빵을 만들 수 있지만 역시 밀가루만큼 맛이 나지 않는다. 그러나 칼슘과 단백질이 풍부해 영양 면에서는 우등생이라 할 수 있는 곡물이다.

아마란스나 퀴노아나 내가 아직 그다지 맛을 들이지 않은 탓에 무지와 독단이 보이는 점은 용서를 빈다. 내 미각과 몸은 아무래도 일본에서 옛날부터 이어져 내려온 곡물을 원하는 모양이다.

곡물이라고는 하지만 사람에 따라 상성이 있다. 자신의 미각과 몸에 딱 맞는 것을 찾아내 자유자재로 이용하는 것이 가장 좋지 않을까? 몸에 좋다는 이유로 입에 맞지도 않는 것을 억지로 먹거나 먹이는 것은 진정한 의미에서 몸과 마음을 위한 길이 아니다. 그러나 이렇게 만들어서 맛이 없었다면 다음에는 저렇게 만들어 보는 등 다양한 요리법을 궁리해 도전해 보는 것은 의미 있는 일이다. 점점 음식의 폭이 넓어지며 맛있게 만들 수 있을 것이다. 겨우 한두 번 먹어 보고 '맛없어!'라고 단정 짓는 것은 아깝다. 그 재료가 있는 까닭은 반드시 어딘가에 맛있게 먹는 법이 있기 때문이다. 그 '맛있게 먹는 법'을 찾는 과정은 너무나 즐겁다.

나는 별로라고 생각되거나 '맛없어!'라고 느끼는 재료와 만나면 갑자기 투지가 불붙는다. 어떻게든 맛있게 먹겠다는 집념이 솟아난다. 어렸을 때 쓴 오이를 처음 먹었던 여름날을 나는 지금도 잊지 못한다. 그때는 '어머나, 뭐가 이렇게 써? 내가 요리를 잘못했나? 이거 사람이 먹는 게 맞아?'라고 생각했다. 그러나 지금은 쓴 오이를 보면 입에서 침이 고인다.

04

곡물과*
맛있는 밥상으로
친해지자

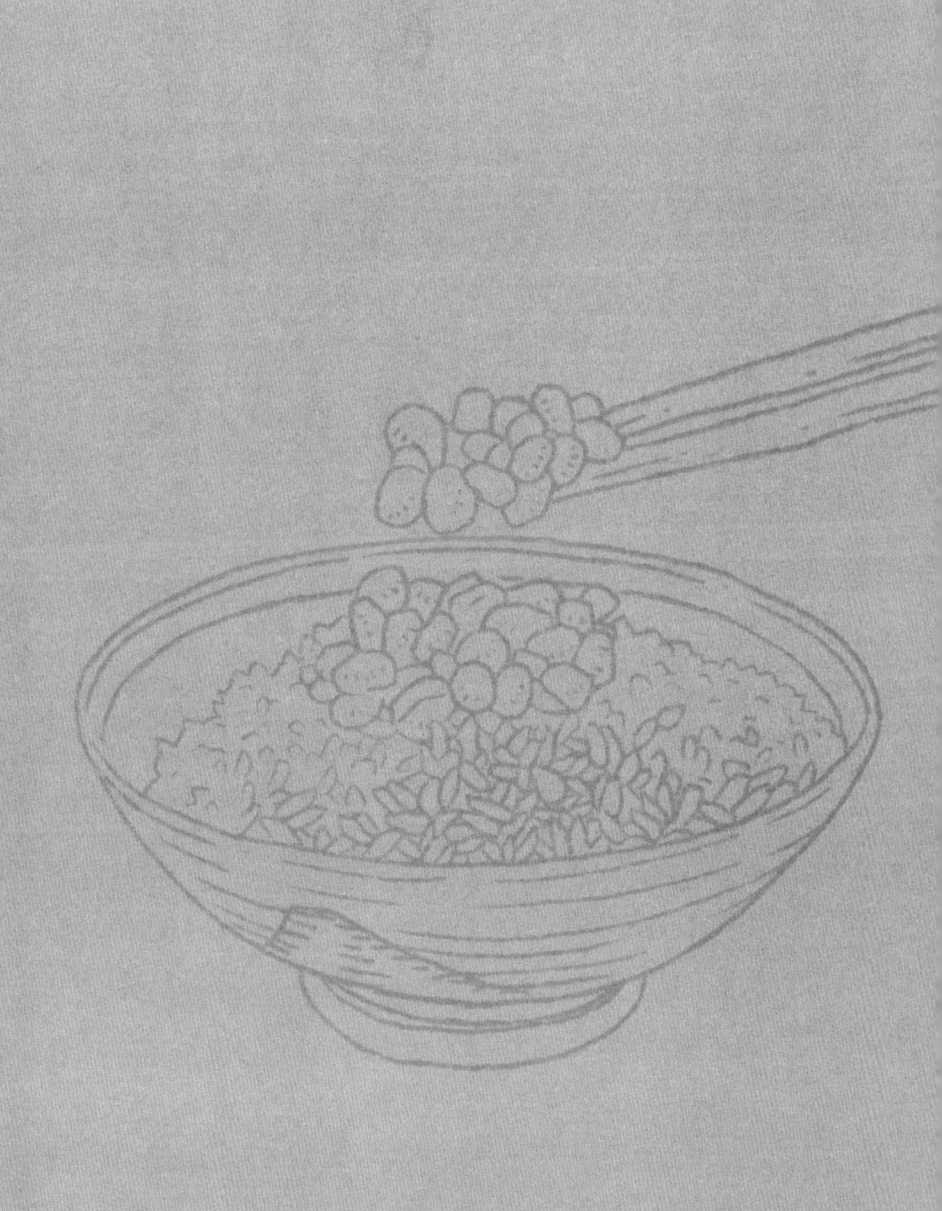

잡곡과 친해지기

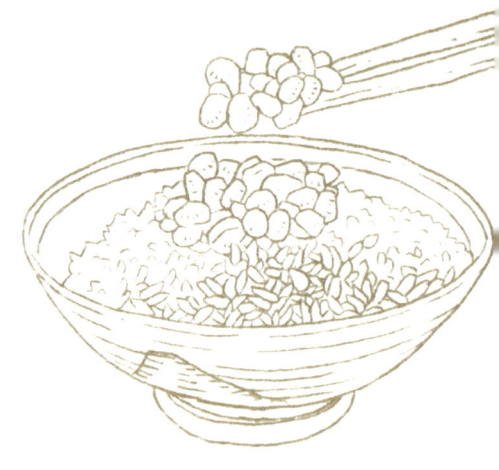

이제 쌀 이외의 요리에 도전하는 단계가 되면 원재료를 입수하는 데 곤란을 겪는다. 보리, 메밀가루, 옥수수, 콩, 팥, 밀가루 정도야 일반 슈퍼마켓에서도 쉽게 구할 수 있지만 그 밖의 재료는 구하기가 어려울 것이다. 기장, 조, 피, 수수, 아마란스, 호밀 등을 구하려면 가까운 자연식품점으로 달려가는 것이 좋은 방법일 것이다.

　　　잡곡류에는 '찰'과 '메'의 차이도 있고 알갱이 상태인 것도 있는가 하면 가루로 만든 것도 있다. 조리 용도에 맞춰 구입하자. 소매가격은 1kg

에 각각 500엔 정도부터 시작하는데 상품에 따라서는 1천 엔이 넘는 것도 있다. 300g짜리 작은 봉투는 당연히 더 비싸다. 수급이 적기 때문에 당연한 일이지만 쌀보다는 비싼 물건이다.

곡식 낟알은 먼저 한 컵 정도로 밥을 지어 재료의 맛과 향을 확인해 보는 것이 좋다. 처음부터 잔뜩 잡곡밥을 지었다가 입에 맞지 않으면 큰 낭비다. 흔히 초보자는 먼저 쌀과 같이 넣고 밥을 지으라고 조언하지만 나는 그 방법을 추천하지 않는다. 맛에 익숙해지면 쌀에 섞어서 밥을 지어도 그에 맞는 반찬을 준비할 수 있지만 익숙하지 않을 때는 잡곡밥 특유의 맛이 더 신경 쓰인다. 잡곡은 각각 단맛과 향이 있어서 특유의 맛이 없는 쌀에 익숙해진 입에는 거북하게 느껴질 수 있다. 하물며 음식 재료와 요리의 수가 많아진 오늘날에는 주식의 단맛이나 향이 오히려 방해가 된다. 반찬 없이 밥만 먹어 보면 잡곡마다 은은한 단맛과 개성이 있음을 알 수 있다.

나는 잡곡밥용으로 작은 밥솥을 사용한다. 독신자용의 작고 평범한 밥솥이다. 소형 밥솥이 한 대 있으면 꽤 편리하다. 소꿉장난용 장난감처럼 작은 밥솥이지만 15년째 써도 아직까지 고장이 날 기미도 보이지 않는다. 밥을 짓는 기본적인 방법은 먼저 네다섯 번 물로 씻은 곡물을 두세 시간 정도 물에 담갔다가 곡물과 물의 비율을 1:1.5로 맞추고 스위치를 켜기만 하면 된다. 익숙해지면 질이나 정미 상태에 따라 물에 담그는 시간을 조절하거나 물의 양을 맞춘다. 급할 때는 물에 담그지 않는 대신 끓는 물을 넣고 밥을 해도 된다. 전기밥솥을 쓰지 않고 직화로 밥을 할 때도 물의 양은 똑같이 하면 된다. 깊고 두꺼운 솥으로 중불에서 약한 불로 바꾸며 밥을 짓는다. 잡곡은 쌀보다 크기가 작아 밥이 되는 시간이 짧다. 먹고 남은 것은 냉동 보존하면 나중에 쓸 수 있다.

재료가 지닌 맛과 개성을 알았으면 떡이나 전통 과자 같은 간식을 만들 것을 추천한다. 잡곡끼리 섞기보다는 쌀가루나 밀가루 같이 익숙한 재료를 써서 잡곡의 개성을 끌어낸다. 단맛이나 짠맛이 더해지므로 입에도 잘 맞으며 간식이기 때문에 가볍게 먹을 수 있다. 간식 도전을 마쳤다면 이제는 빵을 만들어 보자. 밥을 해서 그대로 밀가루 반죽에 섞어도 좋지만 낟알을 노릇노릇해질 때까지 바짝 볶은 다음 쪄서 반죽에 섞으면 향기가 더해져 맛있다. 특히 피나 아마란스는 이 방법을 쓰면 놀랄 만큼 맛있는 빵이 된다. 같이 먹을 요리는 평소에 먹는 것을 이용해도 상관없다.

이번에는 리조토, 필라프, 스프나 죽에 잡곡을 써 보자. 쌀과는 다른 맛과 식감을 만날 수 있다. 소금을 조금 쳐서 먹으면 맛있다. 기름진 음식이나 고기를 잔뜩 먹은 다음날에 피나 조로 만든 죽을 먹으면 몸 속이 씻겨 내려가는 기분이 든다. 술을 마시고 밤 늦게 돌아왔을 때 이것저것 먹었으면서도 속이 허전하다면 잡곡죽이 몸에 부담을 주지 않고 좋다. 쌀밥에 손을 대면 알코올로 이상해진 식욕이 폭발해 보이는 대로 먹게 된다. 그리고 밀려오는 후회와 다음날의 식욕부진, 권태감……. 술을 좋아하면 누구나 한두 번쯤 이런 경험이 있을 것이다. 나는 한두 번으로 끝나지 않지만……. 어쨌든 이럴 때는 냉동 보관해 둔 잡곡밥을 꺼낸다. 물을 넣고 작은 냄비에서 끓이기만 하면 된다. 만드는 데는 인스턴트라면보다 수고가 덜 든다. 은은하게 단맛이 나서 별다른 반찬도 필요 없고 그냥 스프를 마시듯이 후룩후룩 떠먹으면 된다. 그러면 다음날 아침에도 몸이 처지지 않는다. 소금을 조금 넣거나 메실 절임을 하나 얹어도 좋다. 이 정도는 취해도 만들 수 있을 것이다.

한 가지 곡물 맛에 익숙해졌다면 다른 종류와 섞거나 쌀과 섞어 평소 식탁에 올려 보자. 익숙해지기 전까지는 반찬을 만들 때 단맛을 줄인다. 설탕을 사용한 조림이나 양념 구이, 볶음보다는 소금이나 간장, 깔끔한 맛의 식초를 사용한 음식을 준비하면 밥의 맛이 훨씬 살아난다. 처음에는 현미밥 반찬을 만들 때와 똑같이 해도 좋다. 다만 설탕은 거의 넣지 않는다. 고작해야 맛술을 조금 넣는 정도로 억제하자. '오늘은 생선 소금구이와 채소 무침을 먹어야지.' 할 때 잡곡밥을 등장시킨다. 호화로운 잔칫상에 굳이 잡곡밥을 지을 필요는 없다.

살다 보면 만들어 둔 음식이 없는 날도 있는 법이다. 그렇다고 손이 많이 가는 음식은 만들기 귀찮다. 이것은 분명 어딘가가 약해져 몸이 피로해졌기 때문일 것이다. 그럴 때는 억지로 가족을 위해 훌륭한 요리를 만들 필요는 없다. 가끔은 가족 모두가 위장을 쉬게 해 주는 날로 삼아도 괜찮을 것이다.

매일 식사 준비를 하는 일은 힘들다. 영양을 생각하고 기호를 생각하며 경제 사정도 생각해야 한다. 게다가 장보기에 설거지에……. 한숨이 나오는 날에도 잡곡밥을 만들어 보자. 팥이나 렌즈콩 등 금방 익힐 수 있는 작은 콩을 섞고 잡곡도 몇 가지 넣어 본다(피는 그럴 때 넣지 않는 편이 좋다. 푸석거려서 식욕을 더욱 떨어트린다. 피는 단독으로 쓸 때가 가장 맛있다). 쌀에 기장, 조, 수수, 팥, 렌즈콩……. 밥만으로도 충분히 화려하다. 밥그릇 속이 즐거워진다. 그 밖에는 된장국과 반찬 한두 가지면 된다. 설거지거리도 적게 나오니 빨리 끝내고 느긋하게 쉬자. 소박한 식사가 의외로 맛있다는 진리를 가르쳐 준다.

이제 상급자라고 자부한다면 조미료나 절임을 만드는 데 활용해 보자. 이것은 상당히 손이 많이 가는 곡물 이용 방법이다. 된장이나 식초 등으로 가공하면 무의식중에도 여러 가지 곡물을 먹을 수 있다. 이 단계가 되면 아마 재료를 입수하는 방법도 상당히 고급화되었을 것이다. 300g에 400엔이나 하는 작은 봉지는 손도 대지 않고 유통 마진을 줄이면서 더욱 질 좋은 곡물을 대량으로 싸게 구하려 노력하고 있을 것이다.

이렇게 잡곡으로 기본식을 만들면 만들 때는 손이 많이 가지만 일상에서 활용하기에는 매우 쉽고 다양하다. 최고의 잡곡 이용법이라 불러도 손색이 없다. 평범한 된장이나 식초와 비교해 맛이나 질에서 조금도 뒤지지 않는다. 아니 그 이상이다. 개인이 직접 만드는 범위를 벗어나 시장에서 상품으로서 지위를 회복시켜도 좋은 잡곡 이용법이라고 생각한다.

밭에서 키우는 곡물은 우리 현대인의 좋은 교재이기도 하다. 단일 재배인 벼와 달리 밭곡물은 단일 재배를 거듭하면 연작 장애를 일으킨다. 그러므로 지력 地力 을 되찾기 위해 흙을 쉬게 하거나 다른 곡물과 돌려 짓기를 하는 등의 방법으로 생산을 잠시 쉬게 한다. 혼자만 살 수 없는 인간적인 냄새가 물씬 나는 곡물인 것이다. 심정적으로도 이런 곡물이 일본에서 사라지게 하고 싶지 않다. 더욱 수요가 늘기를 빈다. 그리고 무엇보다도 나는 잡곡이 맛있다. 반찬이 풍부해진 오늘날 담백하고 특이한 맛이 없는 곡물(흰 쌀밥이나 흰 빵)이 주식으로 사랑을 받고 있다. 재배와 생산 모두 감소해 구석으로 밀려나고 있는 잡곡의 개성적인 맛이 사랑스럽기도 하다.

  잡곡은 인류의 긴 역사 속에서 생명과 생활을 지탱해 주었다. 일본에서도 제2차 세계 대전 이후 식량난을 겪었을 때 쌀 이상으로 다양하게 활용되어 사람들의 생명을 지켰다. 아직까지도 당시의 비참했던 기억 때문에 잡곡을 싫어하는 연장자도 많다. 잡곡 확대론이 옛 상처를 건드리는 것처럼 느껴질지도 모른다. 그런 분들에게는 정말로 죄송스러운 마음이다. 그러나 언뜻 풍요로워 보이는 오늘날의 일본에 다시 잡곡의 중요성을 알리려 함을 이해해 주셨으면 한다. 내게는 지금의 일본이 진정 풍요롭게 보이지 않는다. 살아 있는 음식이 설 자리를 잃고 있는 기아의 시대로 보인다. '생명'은 '음식'으로 이어지고 '음식'은 '농업'으로 이어지며 '농업'은 '흙'으로 이어져야 진정한 음식이며 생명의 식량이라고 생각한다. 그러나 오늘날에는 이것을 잇는 연결 고리가 가늘어지고 있다. 토양(농경지)의 약화는 생명(인간)의 약화로 직결된다. 스트레스에 따른 질병과 알레르기가 만연하여 사회 문제가 되는 까닭도 인간과 흙을 잇는 연결 고리가 녹슬어 자연스러운 균형이 무너지고 있기 때문이라는 생각이 머릿속을 떠나지 않는다. 지금 우리에게는 농업을 자신의 일로 생각하도록 만드는 '교재'가 필요하다. 그런 의미에서 작은 공간만 있으면 심을 수 있는 밭곡물은 최적의 교재다. 단 한 알의 종자에서 싹을 틔우고 생장해 결실을 맺는 곡물은 종자를 심은 사람에게 역사의 1만 년 동안 끊어지지 않고 이어져 온 농업의 즐거움을 가르쳐 준다. 쌀농사를 지을 수 없는 척박한 자연 환경의 농촌에도 수확물을 안겨 준다. 쌀은 '최대 주식 곡물'이라는 특등석에 앉아 있지만 겨우 10%도 자급하지 못하는 밭곡물에도 수많은 역사와 문화가 있다. 연작 장애를 피하기 위한 곡물로도 충분히 유용하며 토지를 활용하는 수단으로 농업에 기여하는 바도 크다. 흰 쌀밥을 고맙게 생각하지 않게 된 일본인의 위장에 조상을 배부르게 했던 잡곡을 선물하는 것이 그렇게 무의미한 일은 아닐 것이다.

집에서 간편하게
할 수 있는 곡물 요리

이제 '실천편'으로 우리 집 요리를 소개할까 한다. 계절에 따라 여러 가지로 응용할 수 있도록 기본적이고 구체적인 곡물 조리법을 뽑아 봤다. 크게 나누면 '알갱이'의 가공과 '가루'의 가공으로 나눌 수 있는데 궁리하기에 따라 재료는 얼마든지 바꿀 수 있을 것이다. 이 책에서는 일반적으로 친숙하지 않은 곡물의 조리법을 주로 소개하고 밀가루 조리법은 보조역으로 다루었다. 주식인 밀가루를 조미료처럼 사용하는 조리법이다. 빵이나 과자를 만드는 다채로운 조리법은 다른 책을 참고하도록 하고 이 책에서는 각 곡물이 지닌 능력과 생명력, 감칠맛을 즐겨 보자. 또 이 책에 나오는 '잡곡'이라는 표기에 관해서는 기장, 조, 피 중에서 좋아하는 것 또는 몸에 맞는 것을 자유롭게 선택하면 된다. 적당히 섞어도 되고 하나만 써도 된다. 찰기가 있는 것을 써도 좋고 없는 것이 좋다면 그것을 쓰도록 하자. 찰기가 없는 곡물을 쓰면 산뜻한 식감의 요리가 찰기가 있는 곡물을 쓰면 쫄깃한 식감의 요리가 된다.

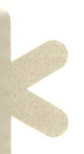 

| 유채꽃 초밥 |

● **재료** 2~3인분

초밥 재료_ 잡곡 1.5컵 | **물** 2컵 | **술** 1큰술 | **식초** 2큰술 | **소금** 1/2작은술 | **설탕** 1작은술~1큰술(기호에 따라 조절) | **양념초** 약간 · **부재료 말린 표고버섯** 2개 | **당근** 1/2개 | **우엉** 1/4개 (10cm) | **연근** 1/2개 | **새우** 150g | **달걀** 2개 | **유채꽃** 1/2단 | **멸치 또는 다시마 우린 국물, 설탕, 소금, 간장, 맛술, 식초** 약간

① 잡곡을 씻어 하룻밤 물에 담가 둔 뒤 물기를 뺀다.

② 물과 술, 양념초와 ①을 넣어 밥을 짓는다. 잡곡만으로 초밥을 지을 때는 양념초도 함께 넣는 편이 밥이 흩어지지 않는다. 쌀과 잡곡을 섞을 때는 물의 양을 줄이고 양념초는 밥을 지은 다음에 섞어준다.

③ 말린 표고버섯을 물에 넣어 불린 다음 채를 썬다. 물은 버리지 않는다. 당근은 5mm 정도로 깍둑썰기, 우엉은 세로로 칼집을 몇 개 넣은 다음 연필 깎듯이 대각선으로 썬다. 10~20분간 식초물에 담가 둔다.

④ 말린 표고버섯을 담갔던 물에 우린 국물 1컵과 설탕 2큰술, 간장 1큰술, 맛술 1큰술을 넣는다. 불린 표고버섯과 물을 뺀 우엉을 넣고 약한 불에서 10~15분간 끓인 다음 당근을 넣고 수분이 사라질 때까지 졸인다.

⑤ 연근은 살짝 데친다. 작은 냄비에 식초 3큰술과 우린 국물 2큰술, 설탕 1큰술, 소금 한 옴큼을 넣고 가열한다. 끓으면 바로 불을 끈다. 이 물에 연근을 1시간 이상 담갔다가 꺼내 물기를 뺀다.

⑥ 새우는 껍질을 벗기지 말고 소금물에 데친 다음 껍질을 벗기고 곱게 으깬다. 으깼으면 작은 냄비로 옮겨 술 1큰술과 설탕 1작은술, 소금 약간을 넣고 약한 불에서 물기가 다 없어질 때까지 졸인다.

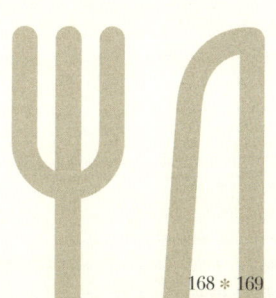

⑦ 달걀을 풀고 맛술과 설탕 각각 1~2작은술, 소금 약간을 넣어 섞은 다음 작은 냄비로 옮겨 중간에서 약한 불에 **바짝** 졸인다.

⑧ 유채꽃은 단단한 줄기 부분을 제거하고 소금물에 살짝 데쳐 3~4cm로 썬 다음 우린 국물 1큰술과 간장 약간을 뿌려 놓는다.

⑨ ⑥, ⑦, ⑧ 이외의 재료를 큰 양푼에 옮겨 넣고 잘 섞는다.

⑩ ⑨를 그릇에 담고 ⑥, ⑦, ⑧을 장식한다.

◉ 유채꽃 외에 그 계절의 들풀을 응용해도 된다.

| 파에야 에스파냐의 전통 요리 |

● **재료** 3~4인분

잡곡 2컵 | **물** 2.5컵 | **양파** 1/2개 | **마늘** 1쪽 | **토마토 익힌 것 또는 퓌레** purée 1/4컵 | **사프란**(약용으로 쓰이는 꽃) 한옴큼 | **소금** 1/2작은술 | **후추** 약간 | **월계수 잎** 1장 | **검은 올리브** 8알 | **파슬리 등 향초** 약간 | **어패류** 적당량 | **올리브기름** 1큰술 | **포도주** 1작은술

① 잡곡을 씻어 하룻밤 담가 두었다가 물기를 뺀다. 샤프란에 포도주 1작은술을 뿌려 색을 낸다.

② 양파는 5mm 정도 크기로 작게 자른다. 마늘은 으깬 다음 잘게 썰고 올리브기름에 볶는다.

③ ①을 ②에 넣고 더 볶는다. 잡곡 파에야는 기름을 적게 쓰는 것이 핵심이다. 쌀을 섞었을 때는 올리브기름을 두 배로 늘린다. 프라이팬은 코팅이 된 것을 쓰면 기름이 적어도 조리하기 쉽다.

④ 어패류는 소금물로 씻어 둔다. 큰 것은 한입 크기로 자른다.

⑤ 밥솥에 ③과 ④를 넣는다. 물과 토마토 익힌 것, 소금, 후추, 사프란, 월계수 잎을 함께 넣고 섞은 다음 밥을 짓는다.

⑥ ⑤를 그릇에 담아 향초와 검은 올리브로 장식한다.

◉ 쌀을 섞을 때는 물의 양을 줄인다. 2컵 정도로 충분하다. ②, ③단계에서 향신료 대신 카레 가루를 넣어도 된다.

| 콩밥 |

● **재료** 3~4인분
잡곡 2컵 | **검은콩** 1/2컵(강낭콩, 풋콩, 노란콩 등 어느 것이라도 좋다) | **팥** 1/4컵 | **렌즈콩** 1/5컵 |
물 3.5컵 | **맛술** 1큰술 | **소금** 1/2작은술

① 잡곡을 씻어 하룻밤 담가 두었다가 물기를 뺀다.

② 콩을 4배 정도의 물에 하룻밤 담가 두거나 끓는 물에 3~4시간 정도 담갔다가 꺼내 조금 딱딱할 정도로 삶는다. 팥은 쓴맛이 빠지도록 삶는 물을 바꿔 주면서 조금 딱딱할 정도로 삶는다.

③ ①과 ②를 밥솥에 넣는다. 여기에 렌즈콩을 넣고 물과 맛술, 소금을 넣은 뒤 밥을 짓는다.

◉ 시간이 없을 때는 약한 불에서 볶아 물기를 뺀 콩만을 넣고 밥을 지어도 된다. 또 검은콩을 삶은 물로 밥을 지으면 밥에서 자줏빛이 돌아서 보기 좋다. 쌀과 섞어 지을 때는 물의 양을 줄인다.

| 흰살 생선 튀김 |

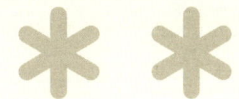

● **재료** 4인분
밀가루 1컵 | **달걀노른자** 1개분 | **달걀흰자** 1개 | **소금과 후추** 약간 | **올리브기름** 1큰술 | **물** 1컵
| **튀김용 기름** 적당량 | **좋아하는 흰살 생선** 4조각

① 달걀노른자와 소금, 후추, 올리브기름을 잘 섞고 그 안에 물과 밀가루를 넣어 튀김옷을 만든다.

② 다른 그릇에 달걀흰자를 넣고 거품을 낸다.

③ ①과 ②를 가볍게 섞어 튀김옷을 만든다.

④ 흰살 생선에 ③을 입혀 170℃ 정도의 기름에 튀긴다.

| 맛밥 |

● **재료** 2~3인분

잡곡 1.5컵 | **다시마 우린 국물** 2.5컵 | **술** 1큰술 | **소금** 1/2작은술 | **맛술** 1큰술 | **간장** 1작은술 | **양념초** 약간 | **만가닥버섯과 잎새버섯** 각각 반 팩 | **표고버섯** 2~3개 | **은행 또는 밤** 10~15알

① 잡곡을 씻어 하룻밤 담가 두었다가 물기를 뺀다.

② 은행은 볶은 다음 껍질을 벗긴다. 밤은 살짝 데친 다음 식칼로 껍질을 벗기면 편하다. 만가닥버섯과 잎새버섯은 버섯대의 끝부분을 떼고 한입 크기로 자른다. 표고버섯은 잘게 채를 썬다.

③ 밥솥에 ①과 ②를 넣고 양념초와 나머지 재료를 넣어 밥을 짓는다.

◉ 쌀을 같이 넣을 때는 양념초의 양을 줄인다. 재료는 산에서 나는 것이라면 무엇이든 상관없다. 재료를 기름에 살짝 볶은 다음 밥을 지으면 젊은이들 입맛에 더 잘 맞는다. 곤약이나 유부도 함께 넣어 볶으면 식감이 좋다. 당근을 얇게 썬 것을 단풍잎 모양이나 은행잎 모양으로 만들어 소금물에 살짝 데쳐서 위에 장식하면 계절감이 살아난다.

거친 곡물이 내 몸을 살린다

| 따뜻한 죽 |

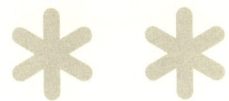

● **재료** 3~4인분
잡곡 1컵 | **닭 육수** 4컵 | **무** 1조각 | **대파의 흰 부분** 10cm | **간장 소스** 약간 | **도미 또는 광어회** 3~4인분 | **푸른 채소** 약간

① 잡곡을 씻어 하룻밤 담가 두었다가 물기를 뺀다.

② 무는 5mm 정도 크기로 깍둑썰기 한다. 대파는 5cm 길이로 결대로 썰어 간장 소스 1큰술 정도를 묻힌다.

③ 얇게 저민 흰살 생선의 회에 나머지 간장 소스를 뿌린다.

④ ①과 ②에 닭 육수를 넣고 30분 정도 약한 불에서 끓인다.

⑤ 도기로 된 죽 그릇 안쪽에 ③을 붙이고 ④를 부은 뒤 대파와 채소로 장식한다.

◉ 닭 육수는 닭에 소금과 술 약간 그리고 물을 붓고 끓인다. 차갑게 식혀 채로 기름과 찌꺼기를 걷어 내면 쉽게 만들 수 있다. 간장 소스는 참기름 1큰술과 간장 2큰술을 섞어 만든다.

| 숲의 향기가 느껴지는 크림 요리 |

● **재료** 2~3인분

베샤멜소스_ béchamel sauce _ 밀가루 3큰술 | 버터 1큰술 | 우유 2컵 · 절임 재료_ 닭 허벅지살 1조각 | 플레인 요구르트 1큰술 | 로즈마리 rosemary 1장 | 타임 1장 | 칠리 고추 약간 · 후추 약간 | 소금 1/4작은술 | 사워크림 1작은술 | 마늘 1쪽 | 양파 1/4개 | 샐러드기름 적당량

① 닭 허벅지살을 한입 크기로 자른다.

② 플레인 요구르트에 로즈마리와 타임을 넣고 칠리 고추, 후추 약간과 소금을 넣어 ①을 버무리고 하룻밤 둔다.

③ 작은 냄비에 버터를 약한 불로 녹여 밀가루를 넣고 색이 변하지 않을 정도로 볶는다.

④ 따뜻하게 데운 우유를 ③의 냄비에 조금씩 부으면서 젓는다. 끈기가 생기면 소금과 후추로 간을 맞춰 베샤멜소스를 만든다.

⑤ ②의 닭 허벅지살을 꺼내 요구르트의 수분을 키친타월로 가볍게 제거한다.

⑥ 프라이팬에 샐러드기름을 적당량 가열하고 마늘 1쪽을 볶아 향기가 나게 한 다음 마늘을 빼고 닭 허벅지살을 중간 불에서 굽는다.

⑦ 프라이팬에서 닭고기를 꺼내 ④의 베샤멜소스에 넣는다. 뜨거울 때 사워크림을 토핑한다. 닭 허벅지살은 오븐에서 구워도 된다.

◉ 소금물에 삶은 감자나 호박, 옥수수를 같이 먹으면 잘 어울린다. 감자 등을 스프 그릇의 절반 정도 차지하도록 쌓아 올리고 그 옆에 크림 요리를 붓는다. 숲의 향기를 연상시키는 로즈마리가 들어간 닭고기와 베샤멜소스가 흙냄새 나는 감자와 환상의 궁합을 보인다.

| 주먹밥 튀김 달걀국 |

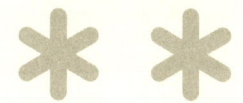

● **재료** 3~4인분
주먹밥 튀김 재료_ 말린 주먹밥 8개 | **튀김용 기름** 적당량 · **달걀국 재료_ 달걀노른자** 1개분 | **마늘** 1쪽 | **샐비아잎** folia salvia 2장 | **로리에** 1장 | **닭 육수** 4컵 | **소금** 1/2작은술 | **후추** 약간 | **올리브기름** 1작은술 · **치즈가루** 약간

① 달걀국 재료 중에서 노른자를 제외한 나머지 재료를 냄비에 넣고 10분 정도 끓인다.

② 말린 주먹밥을 170℃ 정도의 기름에 노릇노릇하게 튀긴다.

③ 죽 그릇에 노른자를 넣고 잘 거품을 낸 다음 뜨거운 상태의 ①을 붓는다.

④ ③의 그릇 안에 ②를 넣고 치즈가루를 듬뿍 뿌린다.

| 초밥식 과일 샐러드 |

● **재료** 3~4인분

잡곡 2컵 | **물** 3.5컵 | **과일** 1/2~1개 | **훈제 연어** 1조각 | **작은 새우** 8~10개 | **샐러리** 1/2 개 | **양파** 1/4개 | **푸른 차조기**(차즈기·소엽이라고도 하며, 약용으로도 쓰인다) 4~5장 | **식초** 2큰술 | **소금** 1/2작은술 | **샐러드기름** 1큰술 | **설탕** 1작은술 | **드레싱 또는 마요네즈** 3큰술

① 잡곡을 씻어 하룻밤 물에 담갔다가 물기를 뺀다. 물을 넣고 밥을 짓는다.

② 과일은 껍질을 벗겨 한입 크기로 썬다. 훈제 연어도 한입 크기로 썰고 작은 새우는 껍질 채로 데쳐서 껍질을 벗겨 놓는다. 샐러리는 1mm 정도 두께로 대각선으로 얇게 썬다. 양파도 얇게 썰어 물에 담가 뒀다가 물기를 빼 놓는다.

③ ①을 드레싱으로 버무리고 ②를 가볍게 섞는다(잡곡 대신 인디카쌀이나 타이쌀 등을 써도 맛있다). 식초, 소금, 샐러드기름, 설탕을 넣어 버무린다.

④ 푸른 차조기를 잘게 썰어 위에 장식한다

| 감자 경단 |

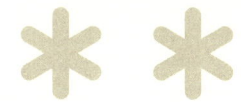

● **재료** 4~5인분

잡곡밥 1인분 | **감자** 5~6개 | **쌀가루** 2~3큰술 · **된장 소스 재료_ 호두** 3~4개 | **일본 된장** 1작은술 | **설탕** 1큰술 | **간장** 1/2작은술 | **맛술 또는 물** 1큰술

① 감자 껍질을 벗기고 1cm 두께로 썰어 찐다.

② 잡곡밥을 전자레인지에서 1분 정도 가열한다.

③ ①과 ②를 곱게 으깬다. 감자의 수분에 따라 넣는 쌀가루의 양을 조절해 잘 반죽한다. 손에 붙지 않을 정도의 굳기로 반죽한다.

④ ③을 동글게 만들고 납작하게 눌러 2~3개씩 꼬치에 꽂는다.

⑤ ④를 그릴 등에서 양면이 노릇하게 익을 정도로 굽는다.

⑥ 된장 소스용 재료를 모두 그릇에 넣고 잘 으깨 작은 냄비에 옮긴다. 살짝 끓여 익힌 것을 ⑤에 곁들인다.

◉ 된장 소스 대신 간장 소스도 상관없다.

| 아마란스빵 |

● **재료** 2~3인분

아마란스 1/4~1/2컵 | **밀가루** 1.5컵 | **효모** 한 움큼 | **설탕** 2큰술 | **달걀** 1개 | **우유 또는 물** 1컵 | **버터** 1큰술

① 프라이팬에 아마란스를 넣고 갈색으로 변하고 향이 날 때까지 볶은 다음 식힌다.

② 버터 이외의 모든 재료를 섞어 잘 반죽한다. 글루텐이 나와 손에 붙지도 떨어지지도 않는 상태가 되면 버터를 넣고 더 반죽한다.

③ 그릇에 ②를 넣고 랩을 덮어 원래 크기의 3배로 부풀어 오를 때까지 둔다(1차 발효). 이스트균이면 1시간, 천연 효모라면 여름에는 서너 시간, 겨울에는 하루 정도 걸린다.

④ ③을 밀가루를 뿌려 놓은 도마 위에 놓고 봉으로 3~4cm 두께로 펴서 가스를 뺀다.

⑤ 원하는 모양으로 만들어 식판 위에 놓는다. 위에 건조를 막기 위한 덮개를 씌우고 몇 시간 두어 2배 정도로 불어나게 만든다(2차 발효).

⑥ 180℃ 정도의 오븐에서 25~30분간 굽는다. 빵이 작으면 10~15분이면 된다.

◉ 우유나 물은 사람의 피부 온도로 맞추고 버터가 냉장고에 있었다면 실온으로 되돌린다.

| 돼지고기와 서양 호박의 과일 소스 무침 |

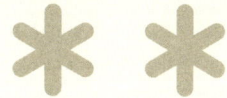

● **재료** 2~3인분

밀가루 2작은술 | **버터 또는 올리브기름** 3~4큰술 | **토마토** 1개 | **사과** 1/2 개 | **포도주** 1/4컵 | **마늘** 1쪽 | **양파** 1/2개 | **파프리카** 1/2개 | **바질** 약간 | **오레가노** 약간 | **후추** 약간 | **소금** 1/2작은술 | **서양 호박 작은 것** 1개 | **돼지고기** 반근 | **치즈 또는 파슬리** 조금

① 돼지고기는 3cm 크기로 네모나게 자르고 서양 호박은 1cm 두께로 잘라서 가볍게 소금과 후추를 치고 밀가루를 발라 놓는다.

② 프라이팬에 버터나 올리브기름 2큰술을 넣고 마늘과 잘게 썬 양파를 볶다가 밀가루 2큰술을 넣고 갈색이 될 때까지 볶는다.

③ ②에 토마토와 사과, 포도주, 바질과 오레가노와 소금을 넣고 섞으면서 졸인다.

④ 다른 프라이팬에 버터나 올리브기름 1~2큰술을 가열시켜 ①을 살짝 튀긴다.

⑤ 다 튀긴 ④와 ③을 가볍게 섞어 주면서 살짝 익힌다.

⑥ 치즈를 뿌리거나 파슬리를 잘게 썰어 뿌려 장식한다.

| 메밀 만주 |

● **재료** 8개분
메밀가루 20g | **고운 쌀가루** 30g | **설탕** 70g | **마** 40g | **단팥** 160g

① 마의 껍질을 벗기고 강판에 간다. 마는 끈기가 있기 때문에 강판에 달라붙어 쓸 수 없는 부분이 생긴다. 미리 그릇의 무게를 재고 갈아 분량을 정확히 측정하자.

② ①에 설탕을 넣고 잘 젓는다.

③ 쌀가루와 메밀가루를 섞은 것을 ②의 속에 조금씩 넣으면서 귓불 정도의 굳기로 반죽한다.

④ ③의 반죽을 꺼내 8등분 하고 얇게 편다.

⑤ 단팥을 경단처럼 둥글게 만들어 ④로 싼다.

⑥ 찜통에 넣고 약한 불에서 10분 정도 찐다.

| 부야베스 프랑스의 대표적인 생선 요리 |

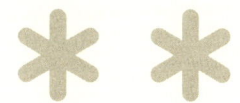

● **재료** 4~5인분

채소류_ 토마토 2개 | **양파** 1개 | **샐러리** 1개 | **파슬리** 1개 | **마늘** 2쪽 · **향신료_ 펜넬** 3장 | **로리에** 1장 | **사프란** 1작은술 | **카이엔 고추** 약간 | **후추** 약간 · **소금** 1작은술 | **설탕** 1작은술 | **백포도주** 1/2컵 | **올리브기름** 3큰술 | **어패류** 적당량

① 채소류를 올리브기름으로 볶는다.

② ①에 물을 넣고 향신료를 넣어 끓인다.

③ ②에 백포도주와 소금, 설탕을 넣어 맛을 조절한다.

④ 어패류는 먹기 쉬운 크기로 자른다. 조개류는 소금물로 씻는다. 이것을 ③에 넣고 속까지 익도록 끓인다.

⊙ 토마토는 물에 살짝 데쳐 껍질을 벗겨 깍둑썰기하고 양파와 샐러리는 잘게 썬다. 샤프란은 포도주에 담가 색을 낸다.

-

● **루이** Rouille **재료** 어패류를 먹을 때 쓰는 소스. 기호에 따라 사용한디.

마늘 1쪽 | **달걀노른자** 2개분 | **카이엔 고추** 약간 | **소금과 후추** 각각 1/2작은술 | **파프리카** 1/2개 | **식초** 약간 | **올리브기름** 1/2컵

① 달걀노른자를 그릇에 넣고 거품을 낸다.

② 마늘과 카이엔 고추, 소금, 후추, 파프리카, 식초를 넣고 잘 섞는다.

③ 올리브기름을 조금씩 넣으며 젓는다.

④ 소스 용기에 담는다.

⊙ 잘 익은 어패류에 원하는 만큼 쳐서 먹는다. 스프 안에는 넣지 않는다. 진하게 느껴지면 스프를 조금 넣어 희석하거나 토마토퓌레를 섞으면서 조절하면 된다. 올리브기름 냄새가 싫으면 샐러드기름으로 대신한다.

⊙ 요리를 다 먹고 나면 어패류의 진액이 듬뿍 섞인 스프가 남아 있을 것이다. 이때부터가 이 요리의 핵심이다. 우동을 삶아서 넣고 끓이면 스프면이 되며 잡곡밥을 넣고 끓이면 부야베스죽이 된다. 구운 떡을 넣고 위에 치즈가루를 뿌리면 프랑스식 잡탕국이 된다. 어떻게 먹든지 최고의 맛을 즐길 수 있다. 프랑스 전통식과 일본 곡물의 문화 교류인 셈이다. 부야베스 스프에 흰 강낭콩을 넣고 끓여도 맛있다. 부야베스를 큰 솥에 많이 만들어 스프를 다른 곡물 요리에 활용해 보자.

| 타코스 멕시코의 대표적인 요리 |

● **피 재료** 5개
콘밀 50g | **밀가루** 50g | **소금** 약간 | **물** 1/4컵 | **올리브기름** 1큰술

① 모든 재료를 그릇에 넣고 잘 반죽한다.

② ①의 반죽을 5등분 해 둥글게 만든다.

③ 봉으로 얇고 평평하게 펴서 고온의 프라이팬에서 양면을 굽는다.

④ 뜨거울 때 U자 모양으로 접는다.

◉ 속에 넣을 재료는 기호대로 만들면 된다. 생야채, 닭고기, 치즈, 콩요리……. 무엇이든 상관없다. 매운 살사소스도 직접 만들면 파티에 올려도 될 정도로 화려하다. 이어서 살사소스와 내용물 3가지를 만드는 법을 소개하겠다.

● **살사소스** salsa sauce **재료**
올리브기름 1/4컵 | **와인 비네거** 1/4컵 | **양파** 1/2개 | **피망** 1/2개 | **토마토** 1개 | **마늘** 1쪽 | **검은올리브** 5개 | **타바스코** 약간 | **소금과 후추** 약간 | **칠리 파우더** 약간 | **설탕** 약간

① 토마토는 껍질을 벗겨 씨를 없애 썩둑썩둑 썰어 쓴다. 피망은 여러 가지 색깔을 섞어 쓰면 화려해서 좋다. 검은올리브도 씨를 빼고 잘게 썬다.

② 모든 재료를 잘 섞는다. 다른 샐러드에도 사용할 수 있으니 많이 만들어 놓아도 괜찮다. 타바스코와 칠리 파우더의 양에 따라 맵기를 조절한다. 안에 넣는 속은 조금 매운 것이 식욕을 자극한다.

- **커민 cumin 돼지고기 그릴 재료**

굵은 돼지고기 1조각 | **마늘** 1쪽 | **칠리 파우더** 약간 | **커민 가루** 약간 | **소금과 후추** 약간

① 잘게 썬 마늘과 모든 재료를 잘 반죽해서 쇠꼬챙이에 원통형으로 감아 붙여 석쇠에서 굽는다. 속까지 익으면 꼬챙이를 빼내고 작게 자른다.

-

- **파프리카 풍미의 로스트치킨 재료**

닭 허벅지 살 1조각 | **소금과 후추** 약간 | **레몬즙** 1큰술 | **올리브기름** 1작은술 | **다진 파프리카** 1큰술 | **설탕** 1/2작은술 | **칠리 파우더** 약간 | **카이엔 고추** 약간

① 닭고기를 한입 크기로 자른다. 다른 재료를 잘 섞고 30분에서 1시간 동안 두어 맛이 들게 한다.

② 쇠꼬챙이에 ①을 꽂고 강한 불로 석쇠에서 굽는다.

◉ 타코스 반죽을 얇게 편 다음 한입 크기로 잘라서 중온의 기름으로 튀기면 스낵 같은 느낌의 간식이 된다. 기름을 빼낸 다음 소금과 마늘 파우더, 치즈가루를 묻혀도 좋다. 아보카도 페이스트를 찍어 먹으면 잘 어울린다.

-

- **아보카도 페이스트 avocado paste 재료**

아보카도 1개 | **레몬즙** 2큰술 | **올리브기름** 1큰술 | **생크림** 1작은술 | **소금과 후추** 약간

① 껍질을 벗기고 씨앗을 뺀 아보카도와 모든 재료를 잘 섞는다.

-

◉ 피에 나머지 재료를 싸서 먹는다.

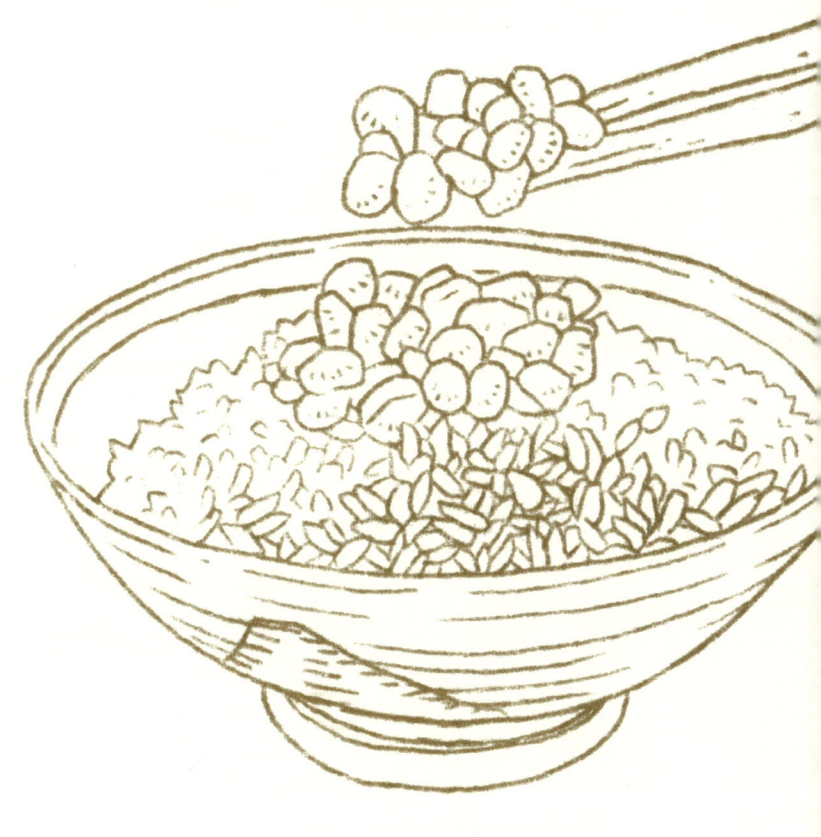

맺음말

곡물은 논에서 수확하는 쌀과 밭에서 수확하는 보리, 잡곡, 콩 등의 식용 종자를 가리킨다. ✽ 모두 '주식'으로 쓰이는 기본적인 음식 재료다. ✽ 논에서 나는 쌀은 이십 몇 년 전부터 '남아도는 현상'이 발생해 문자 그대로 잔뜩 남아돌고 있다. ✽ 관리법이 사라지고 신新 식량법으로 바뀌면서 정부는 "쌀을 자유롭게 사고팔아 주십시오."라고 말하고 있다. ✽ 그러나 그것은 어디까지나 말뿐이다. ✽ 예전처럼 '감반減反 (경작 면적을 줄임. 반대말은 증반增反 _옮긴이)' 같은 정책을 농가에 강요하는 것이 현실이다. ✽ 감반은 논을 실업자로 만드는 정책이다. ✽ 쌀 가격의 폭등을 막기 위해 생산을 조절하는 것이다. ✽ 가격 안정이라는 장점도 있지만 항상 당근과 채찍을 동시에 받는 쌀이 불쌍하다는 생각에는 변함이 없다.

✱　현재 실업 상태인 논은 67만 ha로 전체 논 면적의 30%에 이른다.　✱　식량 자급률이 50%도 안 되는 일본에서 유용한 농경지를 그렇게 놀려도 되는 것인지……. 이것이 '아깝다'고 생각하는 이유다.　✱　지나치게 남아 불쌍한 쌀과는 반대로 밭 곡물은 너무 부족해서 곤란하다.　✱　수요의 대부분을 외국에 의존한다.　✱　쌀을 맛있게 먹기 위해 필요한 된장, 간장, 식초, 기름 같은 기본 조미료의 원재료는 대부분 수입 농산물이다.　✱　외국이 일본에 곡물을 수출하지 않으면 일본에서 된장, 간장, 식초, 기름, 빵, 우동, 메밀국수는 거의 사라지게 될 것이다.　✱　게다가 수입한 곡물 사료로 키우는 축산물의 고기, 우유, 달걀도 동시에 귀한 물건이 되어 버릴 것이다.　✱　상상만 해도 끔찍하다.　✱　그래서 일본에 아주 조금이나마 남아 있는 밭이 보물처럼 생각된다.　✱　나는 아직도 밭에서 곡물을 재배하는 사람과 그것을 먹는 사람을 응원하고 싶어

서 이 책을 썼다. ✻ 지금보다 훨씬 많은 곡물이 재배되었으면 좋겠다고 생각하며 더 많은 사람들이 곡물을 맛있게 먹었으면 좋겠다. ✻ 일본 역사에서 조상의 몸과 마음을 살찌운 주식은 쌀이 아니라 밭에서 나는 곡물이었다. ✻ 기장, 조, 피, 보리, 밀, 율무, 콩, 팥뿐만이 아니라 척박한 땅에서 자라는 메밀과 가뭄에 강한 옥수수에 이르기까지 곡물은 쌀에 절대 뒤지지 않는 생명력으로 열매를 맺어 인간의 식량이 되었다. ✻ 맛의 폭과 조리법의 다양성은 쌀보다 훨씬 넓고 많다. ✻ 또 낟알 이외의 부분 역시 생필품으로 다시 태어나거나 비료로 쓰이며 인간과 함께 살아 왔다. ✻ 그런 '위대한 업적'을 지닌 곡물인 것이다. 경의를 받기에 모자람이 없다. ✻ 그러나 40~50년 전부터 쌀과 수입 밀에 밀려 '위대한 업적'은 거의 버림받아 왔다. ✻ 최근 곡물을 재평가하는 움직임이 있기는 하지만 '알레르기 대응 식품'이나 '건강식' 같은 특수 분야의 식품으로 취급하는 분위기라 곡물이 나아가야 할 방향인 기본식, 환경식과는 이질감이 느껴진다. ✱ 누구나 즐겁고 맛있게 만들어 먹을 수 있어야 일상의 식탁에 어울리는 곡물이며 그 시대에 맞는 요리법이 있어야 자연에 뿌리를 내린 음식이라고 생각한다. ✱ 쌀뿐만 아니라 다른 곡물로 주식의 폭을 넓혀 보자. ✱ 식탁의 새로운 발견, 깊이 있는 맛, 몸속에서 솟아나는 활기를 발견할 것이다. ✱ 이런 기쁨이 없다면 무엇을 위한 식사란 말인가? ✱ 여러분의 입과 몸이 평소의 식사에 지겨움을 느낀다면 곡물 요리나 잡곡 요리에 가벼운 마음으로 도전하기 바란다. ✱ "옛사람들은 이렇게 맛있는 걸 먹었구나."라고 생각할 것이다. 생명은 소중하니까.

1998년 5월, 하야시 히로코

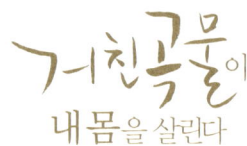

초판 인쇄		2008년 11월 10일
초판 발행		2008년 11월 15일

지은이		하야시 히로코
옮긴이		김정환
펴낸이		심만수
펴낸곳		(주)살림출판사
출판등록		1989년 11월 1일 제9-210호

주소		413-756 경기도 파주시 교하읍 문발리 파주출판도시 522-2		
전화		031)955-1350	기획·편집	031)955-4662
팩스		031)955-1355		
이메일		book@sallimbooks.com		
홈페이지		http://www.sallimbooks.com		

ISBN 978-89-522-1020-3 13510

✽ 잘못된 책은 구입하신 서점에서 바꾸어 드립니다.
✽ 저자와의 협의에 의해 인지를 생략합니다.

책임편집·교정 : 류선미

값 10,000원

살림Life 는 (주)살림출판사의 실용서 전문 브랜드입니다.